20 min.

全圖解×32種實用瑜伽姿勢

1天20分鐘
在家學瑜伽

暖身・排毒・塑身・矯正體態・紓壓・安眠

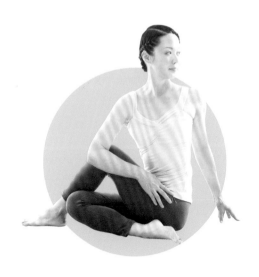

Watamoto YOGA Studio **RIE** 監修

前言

本書介紹的瑜伽課程著重於消除日常煩惱，以及促進身心健康，學習者在家裡就能輕易地體驗到修習瑜伽的優點。

本書的瑜伽課程共有六大主題：入門瑜伽、排毒、塑身美體、矯正骨盆、紓壓解憂，以及舒眠。每個課程編排的姿勢都極具代表性，能讓修習者在最大程度上確切感受到做瑜伽的效果。

自宅瑜伽的優勢在於可按個人步調來修習。修習瑜伽時，無須與他人比較，也沒必要為了做出完美體位而心浮氣躁。

所謂瑜伽是透過體位法，來意識當下身體反應及心靈感受，藉此體察到身心在無意識下失調的原因，進一步恢復自我健康。此外，修習時請留意本書提醒的幾項重點，相信你會明確感受到自宅瑜伽的深奧。

修習瑜伽共有兩大原則。

原則一就是「忌一心二用」。雖然有人習慣邊看電視邊進行伸展動作，或是邊聽音樂邊慢跑，但修習瑜伽時，不建議大家這麼做。如果無法專心凝神修習瑜伽，流於機械性地擺出姿勢，便無法進行「內觀」，瑜伽效果也會大打折扣。

修習瑜伽會收攝日常外放的五感，並且凝聚於體內感覺上。東方氣功有此一說：氣會流動到意識集中之處，瑜伽也是如此。藉由像太極拳般的緩慢動作，靜心傾聽體位法刺激到的肌肉究竟產生何種感覺。這樣也可避免修習過程中不小心弄傷身體，並在短時間內達到瑜伽的最大功效。

至於原則二，是讓緩慢柔和的呼吸像漣漪般擴散至全身，以溫柔體恤的一顆心正視自己的身體。

　　日常生活中，我們往往容易忽略全年無休的體內器官，不僅沒有事先體察病徵，遇到身體無法隨心所欲擺出瑜伽姿勢時，還會不明就理地斥責身體「為什麼辦不到！」甚至強迫自己做出各種動作，導致身體對於心靈封閉，造成不必要的緊繃和僵硬。

　　修習瑜伽體位法的期間，可以徹底舒緩平日負擔沉重的內臟和肌肉，在片刻之間達到心平氣和的境界。只要持之以恆地修習，原本難以隨心所欲進行活動的身體，也會一天一天變得柔軟。

　　做完瑜伽課程後，不妨仰躺在床上，細細吟味著生命力滲透到身體每一寸角落的幸福滋味，相信你會在這珍貴的時刻，體悟到瑜伽所帶來的歡愉與醍醐味。

　　所謂「精進瑜伽」，意指珍愛獨一無二的身體，同時培養審慎面對身體的敏銳度。至於內在的提升，也會反應在你的瑜伽造詣上，你會發現自己的瑜伽動作變得更為優美。

　　藉由日積月累地修習瑜伽，肯定能挖掘到自己尚未察覺到的魅力，開發出未知的可能性及潛力。

　　願各位不論是內在或外在，皆能閃耀動人，神采飛揚地度過每一天。
衷心期盼自宅瑜伽能成為你提升自我的契機。

Watamoto YOGA Studio RIE

CONTENTS

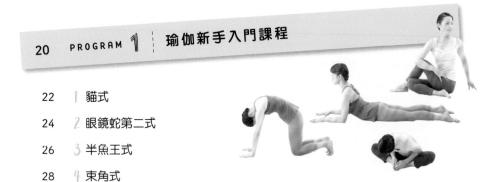

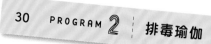
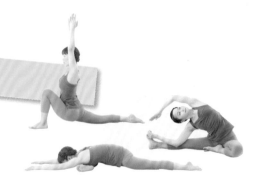

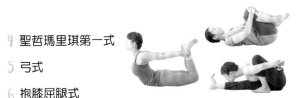

44 PROGRAM 3 │ 塑身美體瑜伽

58 PROGRAM 4 │ 矯正骨盆的瑜伽

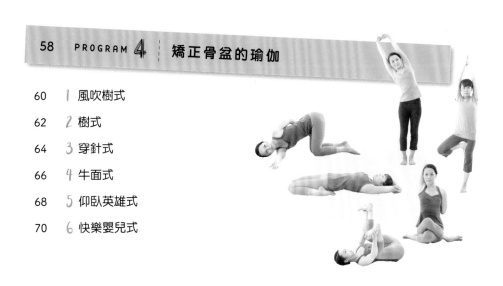

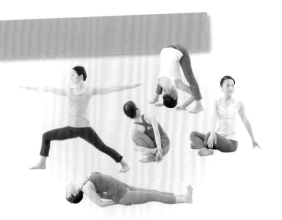
注意事項

- 孕婦、病患或療養中的讀者，請事先諮詢醫師後再修習。
- 當身體出現腰痠背痛，或髖關節產生異常感、受傷、不適者，請諮詢醫師或相關專業人士後再修習。
- 自覺身體狀況不佳或疲倦時，請停止練習。
- 請勿在飲酒過後修習瑜伽。
- 修習瑜伽體位法至中途時，若出現疼痛或不適感，請立刻停止動作，若症狀仍持續存在，請諮詢醫師。
- 關於修習瑜伽衍生的任何問題，本書作者及相關出版社概不負責。
  請斟酌個人身體狀況，自行承擔風險及責任。

修習自宅瑜伽，
就從今天開始吧！

——

修習自宅瑜伽前， 必須先認識呼吸與坐姿的要點，

並且瞭解修習瑜伽時不可或缺的

熱身運動和冷卻運動。

理解本篇的知識之後，

就能確切地掌握自己當天的身心狀態，

並依自己的狀況挑選書中介紹的瑜伽課程， 進行身心調整。

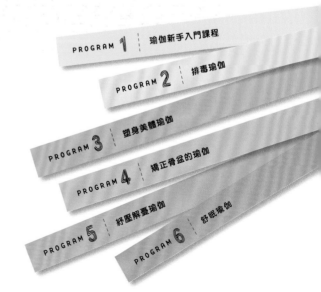

PROGRAM 1 | 瑜伽新手入門課程

PROGRAM 2 | 排毒瑜伽

PROGRAM 3 | 塑身美體瑜伽

PROGRAM 4 | 矯正骨盆的瑜伽

PROGRAM 5 | 紓壓解憂瑜伽

PROGRAM 6 | 舒眠瑜伽

自宅瑜伽的優點

瑜伽的減肥及放鬆功效備受矚目。不少人縱然想修習瑜伽，卻受限於抽不出時間、瑜伽教室地點太遠等因素，遲遲無法開始。其實只要在家中騰出一部分空間，鋪上瑜伽墊，自己在家就能輕鬆修習瑜伽。

對於想在自宅安全地進行單人瑜伽，以及瑜伽新手、身體僵硬的人，本書共編排了6套簡易的瑜伽體位法課程。除了介紹瑜伽體位法，還會解說可以正確掌握身體感覺的重要訣竅，以及修習時應該意識到的要點，幫助你達到事半功倍的效果。在修習瑜伽的過程中請放輕鬆，並緩慢持續地呼吸，當身體感到難受不適，不要勉強自己——請大家以此為前提，愉悅地修習瑜伽吧！

• 1天10至25分鐘，修習時間任意選

本書瑜伽課程的前後順序，原則上是依照人一整天的作息來編排。然而除了適合就寢前修習的「舒眠瑜伽」（P.84）之外，基本上只要避開三餐飯後的時間就OK！如果選擇清晨修習瑜伽，則有助於提神醒腦。

只要有塊足以鋪上瑜伽墊的小空間，一天撥出20分鐘來完成一套瑜伽課程，隨時隨地都能輕鬆修習，且容易持續進行。切記！「分心瑜伽」絕對是大忌。一邊看電視一邊修習瑜伽，會導致意識渙散，無法專心擺出正確體位。請將修習瑜伽當成是正視身心、愛惜白我的特別時刻吧！

＊為了能安全地修習瑜伽、避免受傷，請分別於課程前後進行熱身運動及冷卻運動。

也可以試試適合就寢前修習的瑜伽課程！（P.84～）

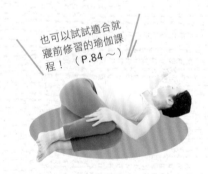

• 按照自己的步調進行修習

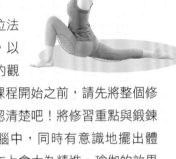

修習時要意識到
鍛鍊部位！

自宅瑜伽的優點在於修習過程中，可以確認到呼吸的時機、體位法的修習重點，以及鍛鍊部位，並依照自身步調安定心緒，認真地施行所有體位法。在修習瑜伽時，體察到身體每一天的變化相當重要，例如：「感覺和昨天不同」、「好像比昨天更進步！」等。

請參考下一頁的「本書使用方法」，試著認識每個體位法的修習重點，以及鍛鍊部位的觀察方式。在課程開始之前，請先將整個修習流程都確認清楚吧！將修習重點與鍛鍊部位牢記在腦中，同時有意識地擺出體位，不僅動作上會大為精進，瑜伽的效果也會更加顯而易見。

• 可以配合個人需求，每天變換不同課程

本書按照不同需求，整理出了6套瑜伽課程（見右欄），每套課程中介紹了4至6種效果最好的體位法。你不僅可以每天持續修習個人需要的課程，也可以每天輪流修習不同的課程。心情低落時，可以修習「紓壓解憂的瑜伽（P.72～）」，如果想消除水腫，就修習「排毒瑜伽（P.30～）」。請綜合考量個人的需求，以及當天身體的狀況和情緒，盡情享受修習瑜伽的樂趣吧！

如果你剛接觸瑜伽，建議從「瑜伽新手入門課程（P.20～）」開始修習，先確切地掌握自己的身體狀況。

● 瑜伽課程一覽表

PROGRAM 1	瑜伽新手入門課程
PROGRAM 2	排毒瑜伽
PROGRAM 3	塑身美體瑜伽
PROGRAM 4	矯正骨盆歪斜的瑜伽
PROGRAM 5	紓壓解憂瑜伽
PROGRAM 6	舒眠瑜伽

幫助你順利修習自宅瑜伽──
本書使用方法

該體位法可達到的主要效果

介紹修習體位法獲得的主要效果，也會提及其他的額外效果。

課程名稱 & 體位法名稱

介紹該課程的重點、瑜伽體位法的順序，以及體位法名稱。簡潔說明修習該體位法的目的和效果。

呼吸提示

標示修習瑜伽時的「呼吸」（P.12），提示與體位法相關的「吸氣」、「吐氣」的時機點。如果頁面上沒有呼吸提示，則意味著依照自身步調保持自然呼吸。

伸展身體與施加負荷的方向

以箭頭標示出身體伸展、抬升，以及施加負荷時應該注意的施力方向。

提醒做出正確動作

介紹修習體位法要注意到的身體六大重點部位（頭、頸、胸、脊椎、下腹部、腿），提醒正確的動作細節。

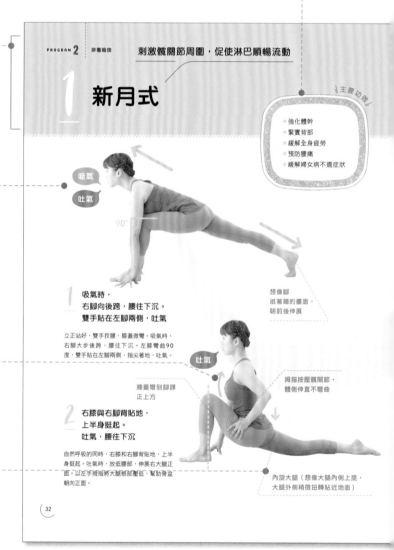

PROGRAM **2** 排毒瑜伽　　刺激髖關節周圍，促使淋巴順暢流動

1 新月式

主要功效
- 強化體幹
- 緊實背部
- 緩解全身疲勞
- 預防腰痛
- 緩解婦女病不適症狀

吸氣
吐氣

90°

想像腳抵著牆的畫面，朝前後伸展

1 吸氣時，右腳向後跨，腰往下沉。
雙手貼在左腳兩側，吐氣。

立正站好，雙手扠腰，膝蓋微彎。吸氣時，右腳大步後跨，腰往下沉。左膝彎曲90度，雙手貼在左腳兩側，指尖著地，吐氣。

吐氣

膝蓋彎到腳踝正上方

拇指按壓髖關節，體側伸直不彎曲

2 右膝與右腳背貼地，上半身挺起。
吐氣，腰往下沉。

自然呼吸的同時，右膝和右腳背貼地，上半身挺起。吐氣時，放低腰部，伸展右大腿正面。以左手拇指將大腿根部壓低，幫助骨盆朝向正面。

內旋大腿（想像大腿內側上提，大腿外側稍微扭轉貼近地面）

32

列出修習瑜伽時應該意識到的重點及訣竅，讓你獨自修習也能做到正確的姿勢。為了使大家正確且安全地練習瑜伽，本書也會介紹便利的瑜伽道具，以及減輕身體負擔的方法，即使身體僵硬及有腰痛等症狀的人，也能放心修習。

體位法資訊

解說體位法的由來、可達到的身心效果等資訊，也列出了哪些人最適合修習該體位法。

可以做得更好的祕訣

分享修習體位法時，能夠提升體位法精確度的訣竅。

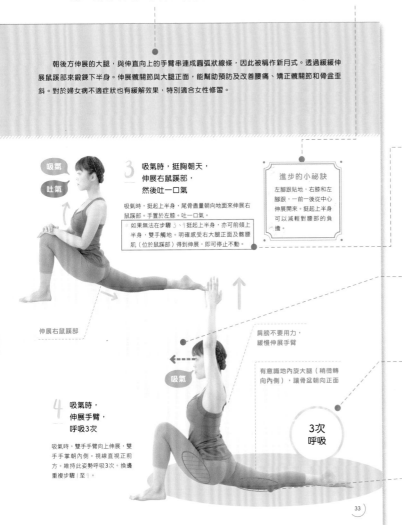

朝後方伸展的大腿，與伸直向上的手臂串連成圓弧狀線條，因此被稱作新月式。透過緩緩伸展髖關節來鍛鍊下半身。伸展髖關節與大腿正面，能幫助預防及改善腰痛、矯正髖關節和骨盆歪斜。對於婦女病不適症狀也有緩解效果，特別適合女性修習。

吸氣
吐氣

3 吸氣時，挺胸朝天，
伸展右鼠蹊部，
然後吐一口氣

吸氣時，挺起上半身，尾骨盡量朝向地面來伸展右鼠蹊部。手置於左膝。吐一口氣。

如果無法在步驟 3、 挺起上半身，亦可前傾上半身，雙手觸地。明確感受右大腿正面及髂腰肌（位於鼠蹊部）得到伸展，即可停止不動。

進步的小祕訣

左腳跟貼地，右膝和左腳跟，一前一後從中心伸展開來。挺起上半身可以減輕對腰部的負擔

伸展右鼠蹊部

肩膀不要用力，
緩慢伸展手臂

吸氣

有意識地內旋大腿（稍微轉向內側），讓骨盆朝向正面

4 吸氣時，
伸展手臂，
呼吸3次

吸氣時，雙手手臂向上伸展，雙手手掌朝內側。視線直視正前方。維持此姿勢呼吸3次。換邊重複步驟 至 。

3次
呼吸

㉝

安全修習體位法 &
減輕身體負荷的小提醒

修習瑜伽時，如果強忍著不適感，會適得其反。修習時切勿勉強自己，請適時減輕身體負荷並使用道具。為了安全起見，也可視情況中途結束體位法。

視線方向

為提高體位法的穩定性，以箭頭標示修習時應保持的視線方向。如果頁面上沒有箭頭標示，則依循身體的動作自然望向某處即可。

體位法靜止後，
呼吸的重複次數

做出完成姿勢，或是在修習中途維持姿勢時重複呼吸的次數。切記！呼吸要緩慢。

提示鍛鍊部位

每個體位法都會在完成姿勢上標示主要的「鍛鍊部位」。修習瑜伽時請注意這些鍛鍊部位的狀態。

自宅瑜伽的先修課

正式開始修習瑜伽之前，先來學習瑜伽的基本知識——呼吸法＆基本坐姿。
確實掌握瑜伽的基本工夫後，就算是自宅修習也能在體位法上有所精進。

• 瑜伽呼吸法的規則

瑜伽認為呼吸能使良性的「氣」循環於全身，達到淨化身心的作用。

瑜伽的基本觀念，就是進行深長的腹式呼吸，請好好掌握既能提高呼吸效果，又能舒暢呼吸的訣竅吧！尤其是瑜伽初學者容易勉強做出動作，此時往往容易中斷呼吸，所以修習時要有意識地保持呼吸順暢，避免身體產生不必要的緊繃。

以鼻子呼吸

呼吸基本上是靠鼻子進行。以鼻子呼吸不僅能淨化外界空氣，也能調節呼吸量與溫度，進行自然且高品質的呼吸。

進行深長的呼吸

想像自己緩慢地將空氣吸入腹部，接著將充斥在腹部的空氣盡數吐出。透過橫隔膜的上下運動，以及肺部的動作來加深呼吸。

將意識放在下腹部

肩膀不要用力，請將重心置於下腹部（肚臍下方）。肩膀一旦用力，就會無法放鬆地呼吸。

「吐氣」比「吸氣」更重要

進行緩慢呼吸的訣竅，在於「吐氣」。也就是說，「吐氣」比「吸氣」更重要。吐氣時請將腹部的空氣全數吐出，可以想像自己正試圖讓肚臍緊貼著背脊。

不要中斷呼吸

專心修習瑜伽體位時，有時會無意識地停止呼吸，間接導致肌肉受傷。所以請注意要持續呼吸。

• 基本坐姿

瑜伽的基本坐姿稱為「簡易坐式」，正如它的別名「安樂座」，是能夠帶來「安樂」感的坐姿。只要修習的姿勢正確，就能長時間輕鬆維持一個固定的姿勢，非常適合應用於練習冥想。

修習方法

自然呼吸，同時雙腳交叉席地而坐。雙膝平行於腰部兩側，伸展背部。手掌朝天放在膝蓋上。

＊如果感受不到坐骨貼地，可將瑜伽毯摺好鋪在臀部下方，藉此增加骨盆高度。

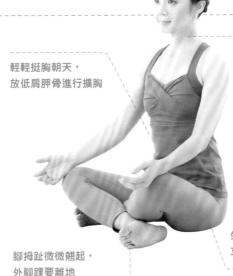

喉嚨深處放鬆，不用力

輕輕挺胸朝天，放低肩胛骨進行擴胸

坐骨貼地立起骨盆

腳拇趾微微翹起，外腳踝要離地

修習自宅瑜伽的貼身好物

瑜伽墊

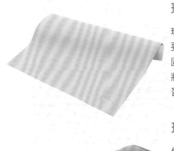

瑜伽墊是修習瑜伽時很重要的輔具，具有防滑和穩固姿勢的功用。極力推薦將之鋪於地板，在墊上修習瑜伽。

瑜伽磚

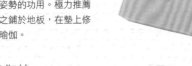

當修習講求平衡感及柔軟度的體位法時，可擺在地上支撐身體，也是很重要的輔具。

瑜伽枕

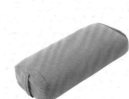

修習放鬆的體位法時，用來支撐身體、維持姿勢的輔具。

瑜伽毯

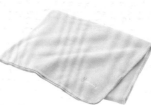

鋪在臀部下方可幫助骨盆挺立，進行冷卻運動時，也很適合披在身上避免身體著涼。也可以大浴巾代替。

熱身運動

為了安全地修習自宅瑜伽，必須一開始先藉由熱身運動放鬆肌肉、關節，並溫暖身體。

進行熱身運動時，請小心且緩慢地活動髖關節、腳踝、脊椎、肩胛骨。

1 · 放鬆髖關節

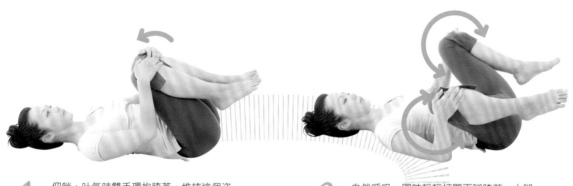

1 仰躺，吐氣時雙手環抱膝蓋。維持這個姿勢吸一口氣。

2 自然呼吸，同時輕輕打開兩腳膝蓋。大腿根部到膝蓋這一段的部位，朝內、外各轉動5至6圈。請避免腰部離地。

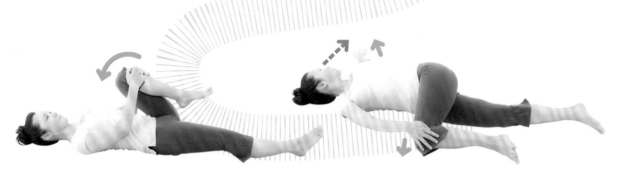

3 左膝彎曲並以雙手扣住，右腿置地伸直。吐氣的同時，將彎曲的膝蓋壓近身體，吸一口氣。

4 吐氣時，雙肩維持貼地，右手按住左膝，將左膝倒向右側。先吸一口氣，吐氣時，左手朝側面打開，視線望向左手指尖，呼吸3次。接著吸氣時，回到步驟 2 的姿勢，換腿重複步驟3至4。

2 · 伸展腳踝

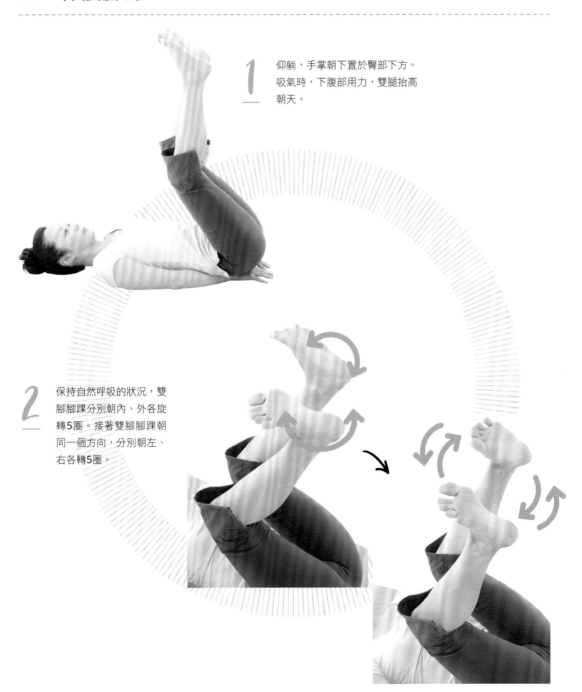

1 仰躺，手掌朝下置於臀部下方。吸氣時，下腹部用力，雙腿抬高朝天。

2 保持自然呼吸的狀況，雙腳腳踝分別朝內、外各旋轉5圈。接著雙腳腳踝朝同一個方向，分別朝左、右各轉5圈。

3・放鬆脊椎

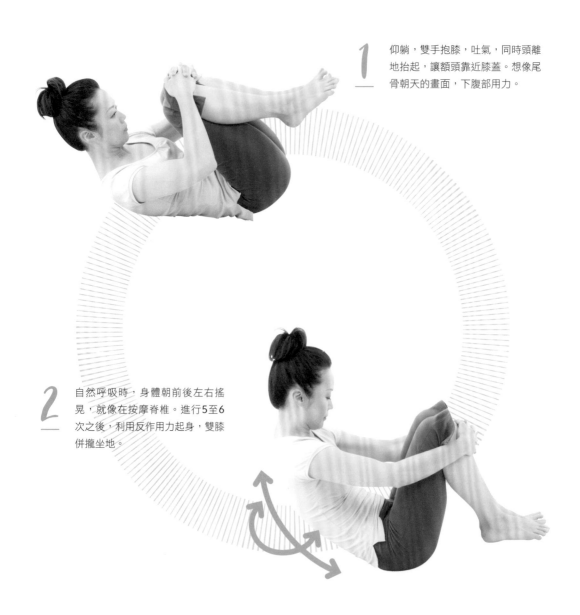

1 仰躺，雙手抱膝，吐氣，同時頭離地抬起，讓額頭靠近膝蓋。想像尾骨朝天的畫面，下腹部用力。

2 自然呼吸時，身體朝前後左右搖晃，就像在按摩脊椎。進行5至6次之後，利用反作用力起身，雙膝併攏坐地。

4 · 伸展肩胛骨

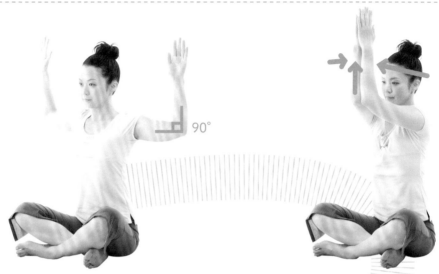

1 採取簡易坐式（P.13），吸氣時，雙臂張開與肩膀同高，手肘保持90度彎曲。

2 吐氣的同時，雙肘與掌心貼合於臉前。保持手肘併攏，吸氣時雙臂向上舉高，吐氣時放下手肘。

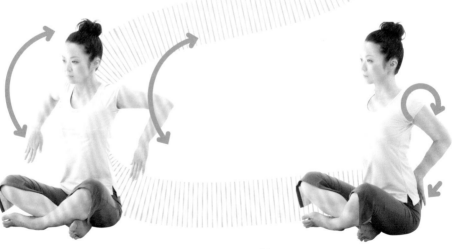

3 一邊吸氣一邊回到步驟1的姿勢，進行自然呼吸的同時，手肘以下的前臂部位緩緩上下揮動。肩膀不用力，雙肘不要低於肩膀，前臂上下揮動5至6次。

4 雙手手背用力抵住腰部。吸氣，同時挺起上半身。肩胛骨放低、互相靠近，藉此進行擴胸，呼吸3次。最後，雙肩向外轉動5至6圈。

冷卻運動

做完整套瑜伽課程之後，請以放鬆體位法進行冷卻運動。

最後進行步驟 4 的「大休息式」姿勢，修習時間以15分鐘為佳。

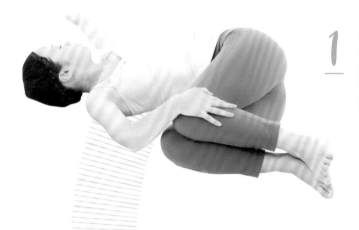

1　採取鱷魚扭轉式（P.94）。身體向右面側躺，雙腿屈膝。右手按住左膝。吸氣時左手伸向頭部，吐氣時扭轉上半身，使左手向側邊打開，呼吸3次。換邊重複同樣的動作。

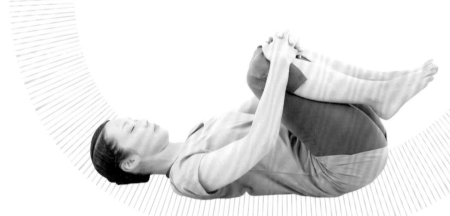

2　採取抱膝屈腿式（P.42）。仰躺，吐氣時，雙手環抱膝蓋。維持此姿勢呼吸3次。

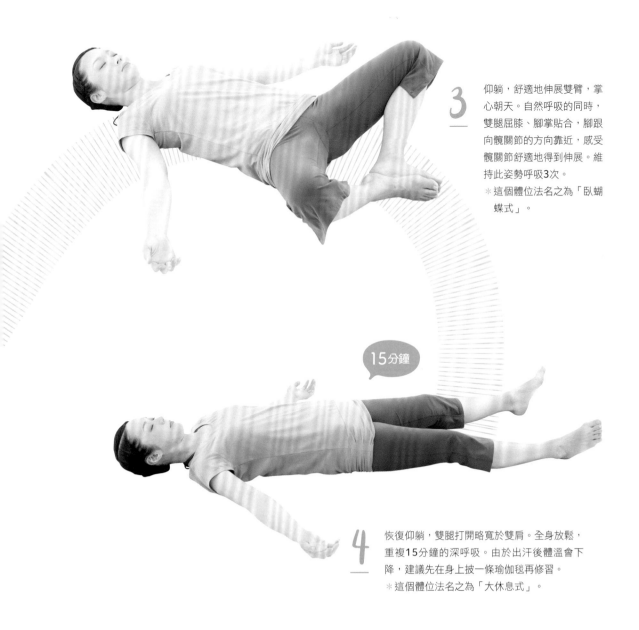

3 　仰躺，舒適地伸展雙臂，掌
心朝天。自然呼吸的同時，
雙腿屈膝、腳掌貼合，腳跟
向髖關節的方向靠近，感受
髖關節舒適地得到伸展。維
持此姿勢呼吸3次。
※這個體位法名之為「臥蝴
蝶式」。

15分鐘

4 　恢復仰躺，雙腿打開略寬於雙肩。全身放鬆，
重複15分鐘的深呼吸。由於出汗後體溫會下
降，建議先在身上披一條瑜伽毯再修習。
※這個體位法名之為「大休息式」。

PROGRAM

1

透過瑜伽基本體位法，細心體察身體狀況

瑜伽新手
入門課程

修習瑜伽最重要的目的在於瞭解自身的身體狀態。

PROGRAM **1** 編排的基本體位法包括了活動脊椎、後彎、轉體、前彎等。

修習任何體位法，都要意識到呼吸與動作的連動，

也要學習進行動作時的正確方式。

修習入門課程的優點

矯正日常姿勢

緩解
身體歪斜
＆緊張情緒

感受
身心之間的
關聯

內心獲得
安寧和樂

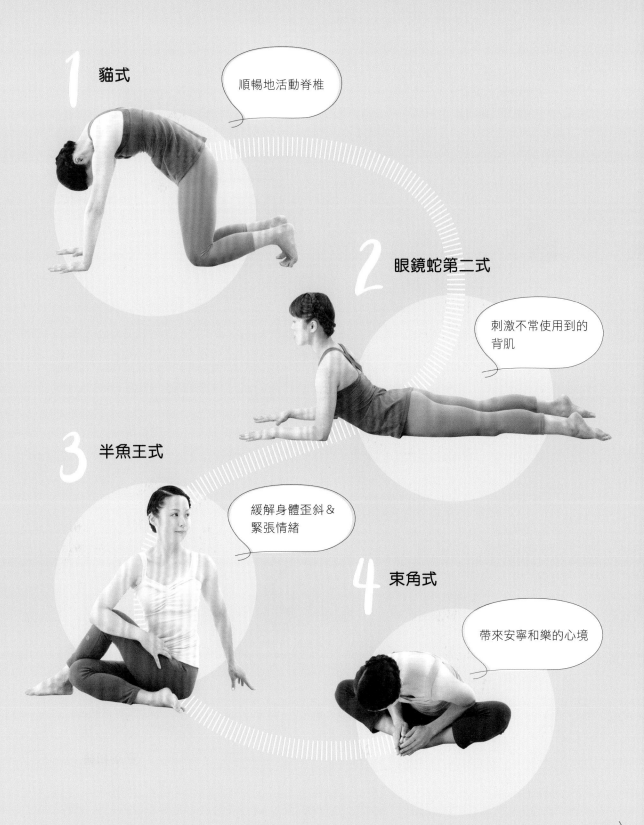

1 貓式

順暢地活動脊椎

2 眼鏡蛇第二式

刺激不常使用到的背肌

3 半魚王式

緩解身體歪斜＆緊張情緒

4 束角式

帶來安寧和樂的心境

調整呼吸，明確感受身體的動作

1

貓式

- 矯正脊椎和骨盆歪斜
- 提高髖關節的柔軟度
- 改善虛冷症
- 提高專注力

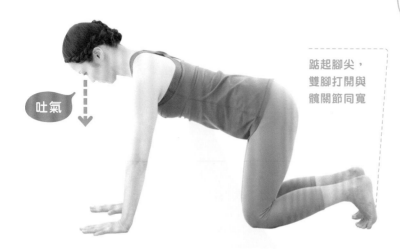

吐氣

踮起腳尖，
雙腳打開與
髖關節同寬

1 四肢著地，踮起腳尖，吐氣

雙手於肩膀正下方著地，雙腿跪於髖關節的正下方，形成伏地跪姿，雙腳的腳尖踮起。視線朝向地面，吐氣。

2 吸氣時 挺起胸膛

吸氣時，輕輕挺起胸部，頭與尾骨向上抬。拇趾根部與腳跟向後蹬。
* 如果腰部感到疼痛，可以直接做步驟 3 。

進步的小祕訣

拇趾根部和腳跟用力向後蹬時，就能有意識地伸展身體正面。

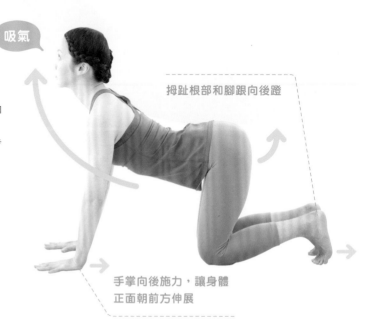

吸氣

拇趾根部和腳跟向後蹬

手掌向後施力，讓身體
正面朝前方伸展

這個體位法如同貓咪一般拱背、壓背。配合呼吸，有意識地活動脊椎，可提高專注力，加深身體動作的感受程度。

這個體位法不僅能幫助矯正脊椎和骨盆歪斜，還能提高髖關節的柔軟度。由於也能改善虛冷症，非常適合作為熱身運動。

3 吐氣，向上拱起背部。
步驟 2 至 3 重複做3次

吐氣時，雙手壓地，拱背縮腹。腳跟刻意向後蹬，視線望向肚臍。步驟 2 至 3 的動作可交互伸展身體的正面及背面，請配合呼吸，重複做3次。

進步的小祕訣

尾骨放低，有意識地上抬所有內臟，肚臍向天花板的方向上縮。想像在腹部下方製造空間的畫面。

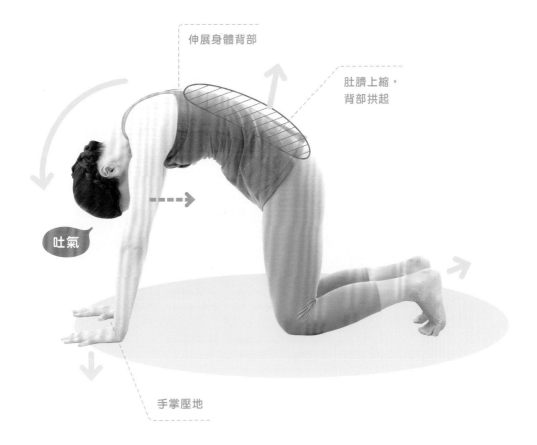

伸展身體背部

肚臍上縮，背部拱起

吐氣

手掌壓地

透過抬起上半身的後彎體位，達到美體功效

2 眼鏡蛇第二式

- 緊實背部
- 雕塑身材曲線
- 舒緩全身疲勞
- 提高內臟機能
- 緩解壓力

1

身體趴地，
一邊吸氣，一邊抬起上半身。
手肘撐地雙手交握，呼吸2至3次

身體趴地，雙腳打開與髖關節同寬，吸氣時抬起上半身。手肘撐地於肩膀正下方，雙手交握於胸前。接著手肘向身體的方向施力，上半身朝前方伸展。視線向下望向斜前方，維持姿勢呼吸2至3次。

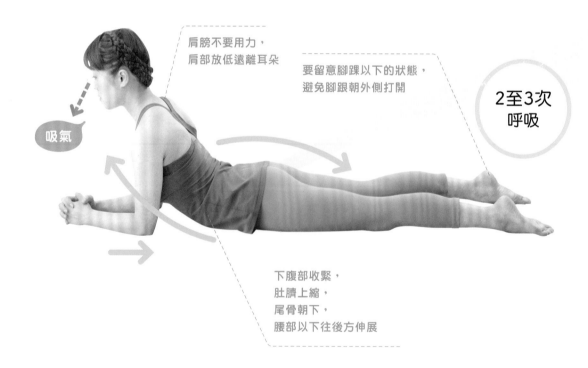

肩膀不要用力，
肩部放低遠離耳朵

要留意腳踝以下的狀態，
避免腳跟朝外側打開

2至3次
呼吸

吸氣

下腹部收緊，
肚臍上縮，
尾骨朝下，
腰部以下往後方伸展

如同埃及的斯芬克斯（人面獅身像）般挺起上半身的後彎體位。這個體位法可以刺激平常很少使用到的背肌，幫助維持日常生活的正確姿勢。

腹部、背部、腳皆能確實得到伸展，有助美化曲線，也能有效預防腰痛。

2 手掌貼地，吸氣，加深上半身的伸展，呼吸2次

左右手臂保持平行，從小指起依序讓手掌貼地。將整個手掌和手肘固定在地板上，並且收緊下腹部。吸氣時，要意識到前臂向後拉，上半身朝斜前方向上伸展，維持姿勢呼吸2次。

進步的小祕訣

上半身（下腹部以上）往前伸展，下半身（腰部以下）朝後方伸展，如此就能充分使用背肌。平時適度地後彎身體也有類似的功效。

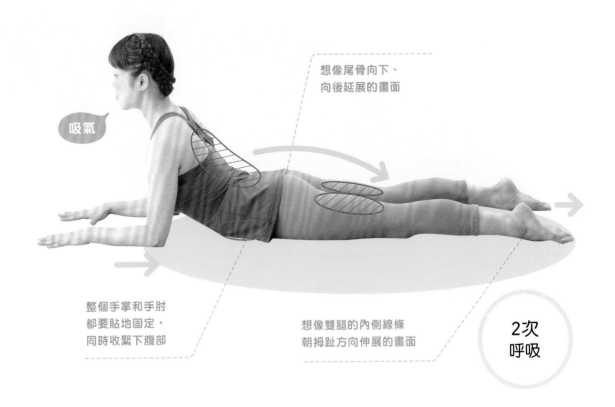

想像尾骨向下、向後延展的畫面

吸氣

整個手掌和手肘都要貼地固定，同時收緊下腹部

想像雙腿的內側線條朝拇趾方向伸展的畫面

2次呼吸

緩解身體內外的歪斜及緊張感

3 半魚王式

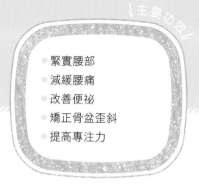

\主要功效/

- 緊實腰部
- 減緩腰痛
- 改善便祕
- 矯正骨盆歪斜
- 提高專注力

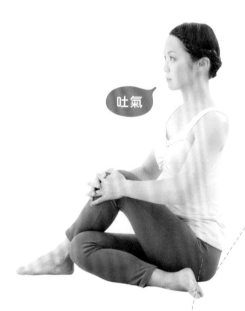

吐氣

1 右膝彎曲，左膝立起坐地。
雙手交握在左膝蓋上，吐氣

一邊進行自然呼吸，一邊屈起右膝，右腳跟移到臀部左側坐地。左膝立起，靠向右膝外側。雙手交握在左膝上，吐一口氣。

> 如果感受不到坐骨貼地，或是感覺到脊椎彎曲，可將瑜伽毯摺好鋪在臀部下方增加高度，藉此穩固身體。

避免左邊的
坐骨離地

手掌朝內側，
筆直向上伸展

有意識地拉伸腳掌
到髖關節的肌肉，
並穩固骨盆

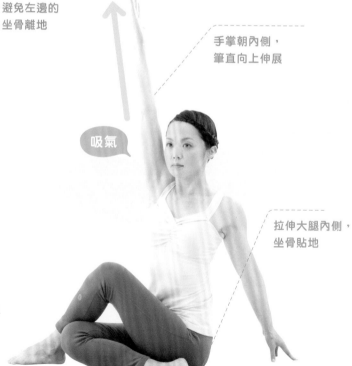

吸氣

2 吸氣時，
右手朝天伸展

左手觸地於腰後方，左右坐骨貼地以伸展脊椎。吸氣時，右手朝天伸展，藉此上抬體側。

拉伸大腿內側，
坐骨貼地

轉體時骨盆維持朝正前方，重複深呼吸以穩定心神，獲得專注力。透過呼吸逐漸放鬆身體的內外側，獲得身心舒暢的感受。

藉由正確的姿勢加上轉體，緊實腰部和緩解腰痛。這個體位法也能幫助內臟活性化，促進消化與吸收機能，並改善便祕。

3

吐氣，右肘壓左膝，
扭轉身體呼吸3次。
換邊重複相同步驟

吐氣時，右肘越過左膝外側扶著大腿。右肘壓住左膝，就像將肚臍轉到左大腿內側般扭轉身體。視線望向左面體側的後方。藉由吸氣伸展脊椎，吐氣時則加強轉體程度，如此呼吸3次。換邊重複步驟1至3。

進步的小祕訣

扭轉身體時，轉動的那一側坐骨如果離地，就無法正確地扭轉上半身，所以請特別注意。有意識地使坐骨均勻貼地，就能加強轉體的正確程度。

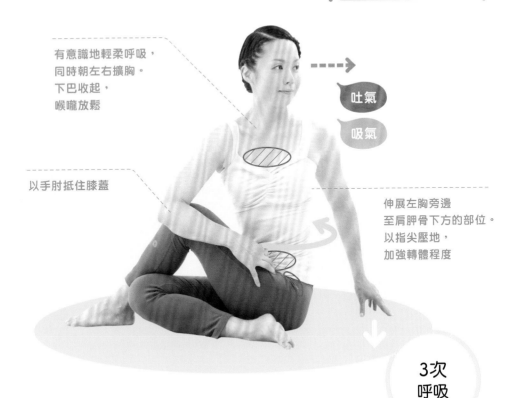

有意識地輕柔呼吸，
同時朝左右擴胸。
下巴收起，
喉嚨放鬆

吐氣

吸氣

以手肘抵住膝蓋

伸展左胸旁邊
至肩胛骨下方的部位。
以指尖壓地，
加強轉體程度

3次
呼吸

使人心平氣和的前彎體位法

4 束角式

- 矯正骨盆歪斜
- 提高髖關節柔軟度
- 緊實臀部
- 改善便祕
- 安定情緒

1 雙腳腳掌合十坐下，伸展背部

雙腳腳掌合十席地而坐。將腳跟拉近恥骨，以雙手捧起腳尖。吸氣時，上提下腹部以伸展背部。

※ 髖關節不夠柔軟的人，可將瑜伽毯摺好鋪在臀部下方，會較容易伸展背部。

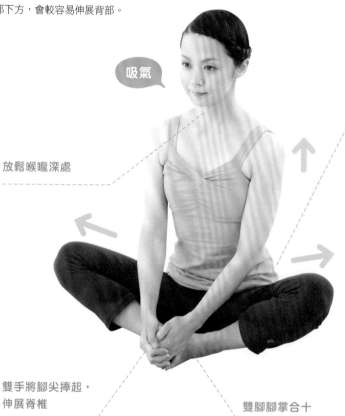

吸氣

坐骨貼地，骨盆挺立

放鬆喉嚨深處

雙手將腳尖捧起，伸展脊椎

雙腳腳掌合十

藉由雙腳腳掌相對「合十」的姿勢，矯正髖關節和骨盆歪斜。在不勉強的情況下打開髖關節，重複緩慢地呼吸，可獲得放鬆效果。

不僅能矯正骨盆歪斜，還能有效改善便祕。在不影響呼吸順暢的前提下，盡可能地打開髖關節吧！

2 吐氣，向前彎曲身體，呼吸3次

下腹部維持上提，坐骨貼地，吐氣時向前彎曲上半身（髖關節以上的部位）。維持此姿勢呼吸3次。

＊如果想更深度地放鬆身心，可將雙手向前方伸展，並將有厚度的瑜伽毯或軟墊鋪在額頭下方進行休息。

進步的小祕訣

請不要過度勉強身體向前彎曲，髖關節請保持打開的狀態。想像大腿內側腿根部朝膝蓋伸展的畫面，並緩慢地重複呼吸。

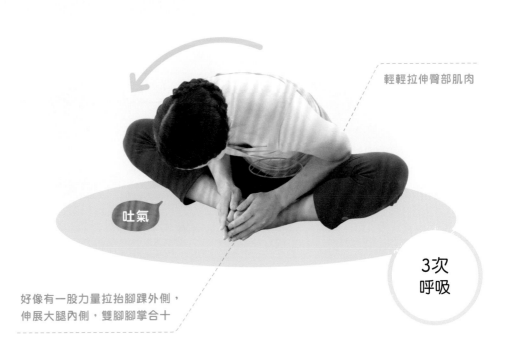

輕輕拉伸臀部肌肉

吐氣

3次
呼吸

好像有一股力量拉抬腳踝外側，
伸展大腿內側，雙腳腳掌合十

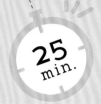

25 min.

促進體內循環正常化，幫助毒素徹底排出體外

排毒瑜伽

身體主要透過流汗、排泄及呼吸來排出體內的陳舊廢物。

體內循環差，身體就容易產生沉重、倦怠等不適症狀。

修習「新月式」放鬆髖關節之後，

以「單腿鴿子式」刺激容易囤積毒素的部位（大腿外側），再藉由「聖哲瑪里琪第一式」和「弓式」

對於內臟進行扭轉及適度施壓，以促使毒素有效排出。

熟練體位法後，不妨以同一腳從排序 1 的「新月式」修習到排序 4 的

「聖哲瑪里琪第一式」，然後換腳從頭到尾再重覆一遍，效果會更為顯著。

＊本單元的「單腿鴿子式」從右腳開始動作，
如果做完「新月式」想接著做「單腿鴿子式」，請改從左腳開始。

修習本單元瑜伽的優點

提高循環功能

改善內臟機能，
幫助排泄順暢

緩解身體不適，
有助神清氣爽

促進代謝，
順利排出毒素

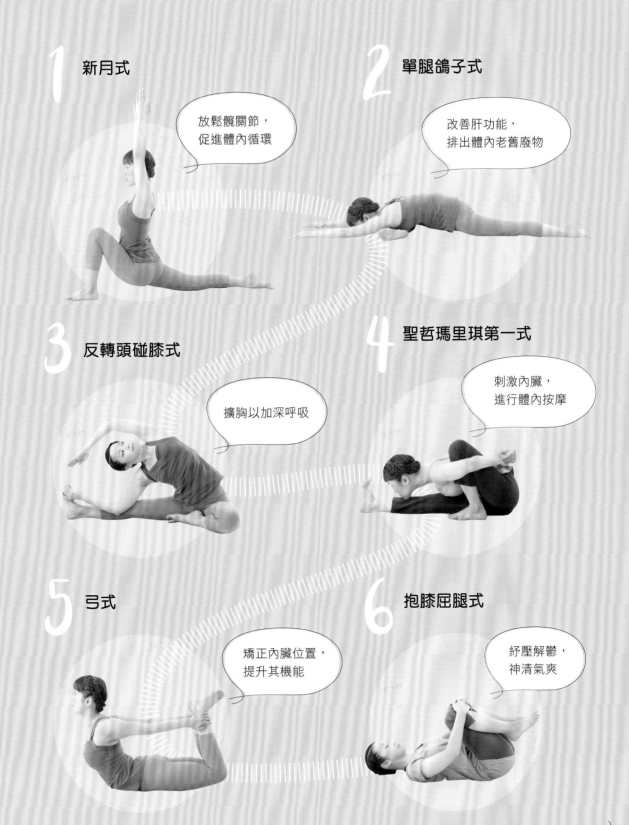

1 新月式
放鬆髖關節，
促進體內循環

2 單腿鴿子式
改善肝功能，
排出體內老舊廢物

3 反轉頭碰膝式
擴胸以加深呼吸

4 聖哲瑪里琪第一式
刺激內臟，
進行體內按摩

5 弓式
矯正內臟位置，
提升其機能

6 抱膝屈腿式
紓壓解鬱，
神清氣爽

刺激髖關節周圍，促使淋巴順暢流動

1 新月式

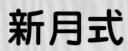

◥主要功效◤

- 強化體幹
- 緊實背部
- 緩解全身疲勞
- 預防腰痛
- 緩解婦女病不適症狀

吸氣

吐氣

90°

想像腳
抵著牆的畫面，
朝前後伸展

1 吸氣時，
右腳向後跨，腰往下沉。
雙手貼在左腳兩側，吐氣

立正站好，雙手扠腰，膝蓋微彎。吸氣時，
右腳大步後跨，腰往下沉。左膝彎曲90
度，雙手貼在左腳兩側，指尖著地，吐氣。

吐氣

膝蓋彎到腳踝
正上方

拇指按壓髖關節，
體側伸直不彎曲

2 右膝與右腳背貼地，
上半身挺起。
吐氣，腰往下沉

自然呼吸的同時，右膝和右腳背貼地，上半
身挺起。吐氣時，放低腰部，伸展右大腿正
面。以左手拇指將大腿根部壓低，幫助骨盆
朝向正面。

內旋大腿（想像大腿內側上提，
大腿外側稍微扭轉貼近地面）

朝後方伸展的大腿，與伸直向上的手臂串連成圓弧狀線條，因此被稱作新月式。透過緩緩伸展鼠蹊部來鍛鍊下半身。伸展髖關節與大腿正面，能幫助預防及改善腰痛、矯正髖關節和骨盆歪斜。對於婦女病不適症狀也有緩解效果，特別適合女性修習。

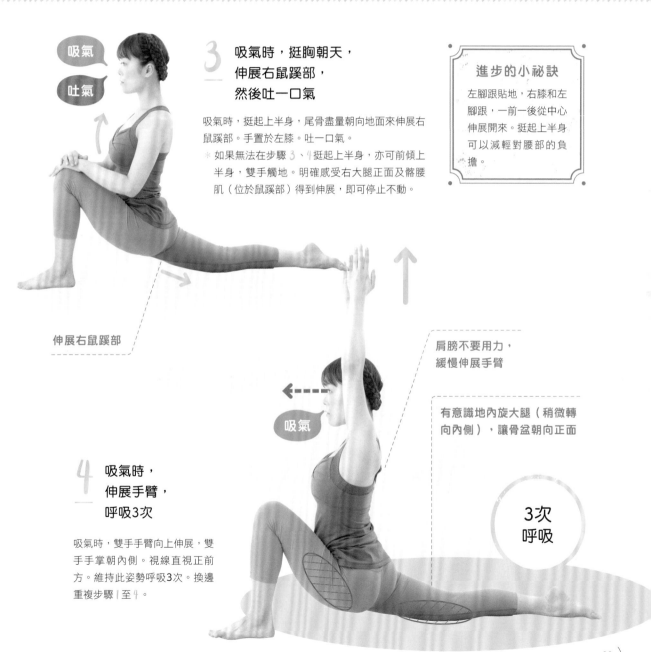

吸氣

吐氣

3 吸氣時，挺胸朝天，伸展右鼠蹊部，然後吐一口氣

吸氣時，挺起上半身，尾骨盡量朝向地面來伸展右鼠蹊部。手置於左膝。吐一口氣。

※ 如果無法在步驟 3、4 挺起上半身，亦可前傾上半身，雙手觸地。明確感受右大腿正面及髂腰肌（位於鼠蹊部）得到伸展，即可停止不動。

伸展右鼠蹊部

進步的小祕訣

左腳跟貼地，右膝和左腳跟，一前一後從中心伸展開來。挺起上半身可以減輕對腰部的負擔。

肩膀不要用力，緩慢伸展手臂

有意識地內旋大腿（稍微轉向內側），讓骨盆朝向正面

吸氣

4 吸氣時，伸展手臂，呼吸3次

吸氣時，雙手手臂向上伸展，雙手手掌朝內側。視線直視正前方。維持此姿勢呼吸3次。換邊重複步驟1至4。

3次呼吸

單腳彎曲，上半身向前傾，可達到放鬆效果

2 單腿鴿子式

\主要功效/

- 提高內臟機能
- 提高髖關節柔軟度
- 緩解全身疲勞
- 改善坐骨神經痛

充分伸展
左側髂腰肌和
大腿正面

吸氣

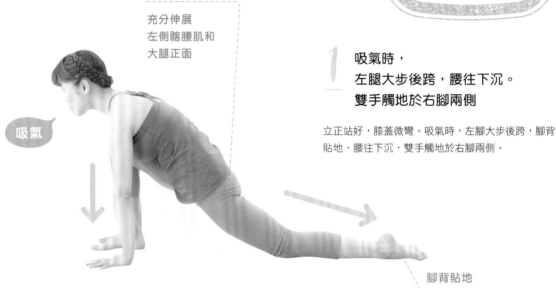

腳背貼地

1 吸氣時，
左腿大步後跨，腰往下沉。
雙手觸地於右腳兩側

立正站好，膝蓋微彎。吸氣時，左腳大步後跨，腳背貼地，腰往下沉，雙手觸地於右腳兩側。

2 吐氣時，
右膝倒向外側。
吸氣時，
挺起上半身

右腳腳掌朝左手靠近，吐氣時，右膝倒向外側。吸氣，挺起上半身。左腳大腿根部到腳背的部位都要貼地。

※ 如果小腿無法平貼於地面，右臀騰空無法貼地，可將瑜伽毯摺好鋪在臀部下方來穩固坐骨。也可將右腳跟拉近左鼠蹊部，加深膝蓋彎曲的程度。

吐氣

吸氣

收緊下腹部，
減輕腰部負擔

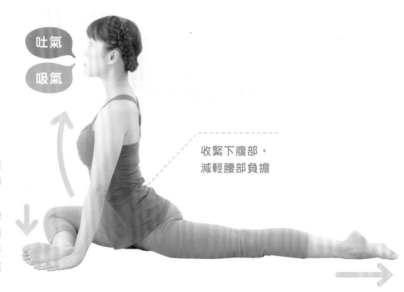

本姿勢是單腿鴿子式的休息體位法，可以刺激肝臟和膽囊的相關經絡（經絡是氣血的運行通道），具有排毒效果。上半身前傾，手臂朝前方伸展並重複深呼吸，有助放鬆身體。髖關節以至於全身都能得到伸展，有助矯正脊椎和骨盆的位置，能有效矯正姿勢。

想以同一腳持續修習到「聖哲瑪里琪第一式」（P.38）時，一樣先以左腳開始進「新月式」，再改以與下圖相反的那一腳來修習本體位法。

3
吐氣，
上半身前傾，伸展手臂，
呼吸3次

上半身維持挺起，吐氣時，髖關節以上的上半身往前傾，伸展手臂。維持姿勢呼吸3次。換邊重複步驟 1 至 3。

進步的小祕訣

右邊的坐骨和尾骨盡量靠近地面，上抬左腰避免扭轉腰部。有意識地伸展左面體側，骨盆盡量平行於地面。

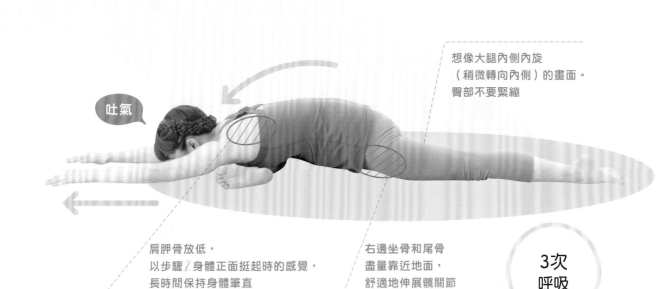

想像大腿內側內旋（稍微轉向內側）的畫面。臀部不要緊繃

吐氣

肩胛骨放低，以步驟 2 身體正面挺起時的感覺，長時間保持身體筆直

右邊坐骨和尾骨盡量靠近地面，舒適地伸展髖關節

3次
呼吸

促進腰部周圍血液循環，緩解虛冷、水腫與婦女病的不適

3 反轉頭碰膝式

√ 主要功效 ╱

- 改善虛冷症狀
- 加深呼吸，促進代謝
- 緊實腰部肌肉
- 提高髖關節柔軟度
- 緩解婦女病的不適症狀
- 提高內臟機能及免疫力
- 安定情緒

腳跟與坐骨壓地。
膝蓋可微微抬起。
有意識地對腳踝處和
大腿根部施加壓力，
盡量貼近地面

1 分腿而坐，左膝彎曲

緩慢呼吸，同時分腿而坐。左膝彎曲，腳
跟貼近恥骨。右腳腳趾翹起，腳尖朝向天
花板。

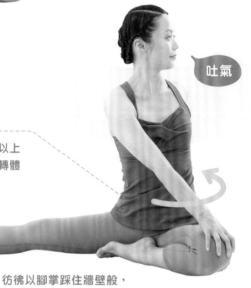

吐氣

下腹部以上
向側邊轉體

2 吐氣時，上半身轉向左側

吐氣時，上半身轉向左側，右手扶住左
膝，左手貼在臀部後方，上半身挺立。

彷彿以腳掌踩住牆壁般，
腳尖朝向天花板

這個體位法是在「頭碰膝式」的基礎上，增添輕柔轉體及單腳側彎組成的變化式。透過穩固骨盆、重複深呼吸，以及上半身倒向側面，幫助提高骨盆周圍的柔軟度。由於促進了腰部周圍的血液循環，因此能有效改善虛冷、水腫，並緩解婦女病的不適症狀，也能提高內臟機能和免疫力。在身體狀況不佳的時期修習，還能幫助預防生病。

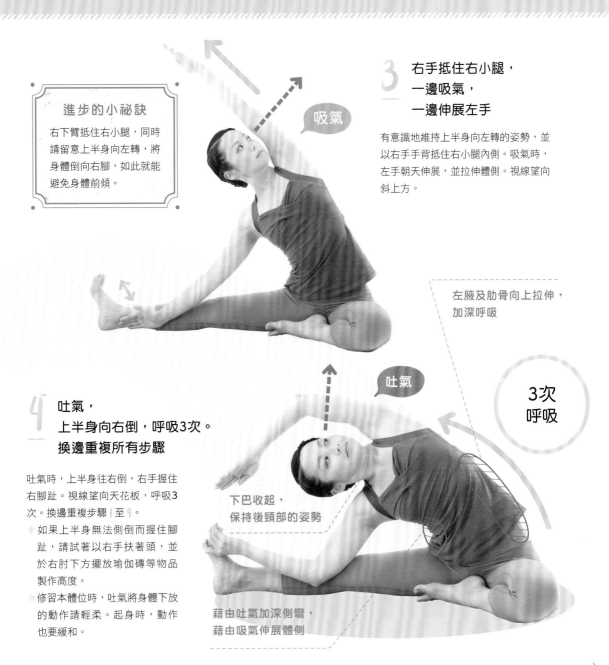

進步的小祕訣

右下臂抵住右小腿，同時請留意上半身向左轉，將身體倒向右腳，如此就能避免身體前傾。

吸氣

3 右手抵住右小腿，一邊吸氣，一邊伸展左手

有意識地維持上半身向左轉的姿勢，並以右手手背抵住右小腿內側。吸氣時，左手朝天伸展，並拉伸體側。視線望向斜上方。

左腋及肋骨向上拉伸，加深呼吸

吐氣

3次呼吸

4 吐氣，上半身向右倒，呼吸3次。換邊重複所有步驟

吐氣時，上半身往右倒，右手握住右腳趾。視線望向天花板，呼吸3次。換邊重複步驟1至4。

※ 如果上半身無法側倒而握住腳趾，請試著以右手扶著頭，並於右肘下方擺放瑜伽磚等物品製作高度。

※ 修習本體位時，吐氣將身體下放的動作請輕柔。起身時，動作也要緩和。

下巴收起，保持後頭部的姿勢

藉由吐氣加深側彎，藉由吸氣伸展體側

刺激腹部組織，促進消化

4 聖哲瑪里琪第一式

\\主要功效//

- 緊實腹部
- 提高肩胛骨柔軟度，改善肩膀痠痛
- 調整內臟機能
- 緩解婦女病不適症狀
- 安定情緒

左腳盡量靠近左邊坐骨，
朝胸口拉近，以伸展背肌

吸氣

右大腿和左腿之間
張開一個拳頭的距離

右腳跟向前推，
左右兩邊的坐骨和
左腳掌皆壓地

1 立起左膝坐地，單手抱膝，吸一口氣

雙腿併攏坐地，雙手於臀部後方五指張開觸地。左手抱住立起的左膝。想像右腳掌踩牆的畫面，穩固右邊坐骨；想像以左腳掌站立的畫面來伸展背肌。吸一口氣。

吐氣

2 吐氣，左臂朝斜前方伸展

右手壓地支撐身體，吐氣時，左臂從左膝內側朝右斜前方伸展，拉伸左面體側。

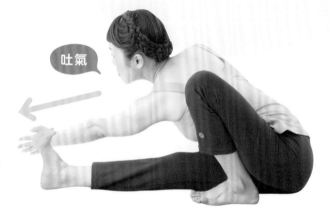

是歌頌太陽神族賢者Marichy的體位法之一。Marichy是印度教中的賢者，在佛教名稱為「摩利支天」。

透過立起單膝收緊腹部的動作，刺激腸胃等腹部組織，能有效促進消化，並調整內臟機能。此外，以手環抱腳的動作可提高肩胛骨的柔軟度，進而改善肩膀痠痛。

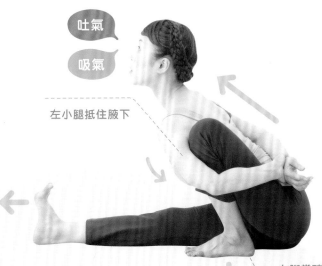

吐氣

吸氣

左小腿抵住腋下

3 吐氣時，左手繞到背後抓住右手腕。吸氣時，挺起上半身

吐氣時，左手繞過左腳外側一直到背後，抓住背後的右手腕。吸氣時挺起上半身。

※ 如果雙手無法於背後交握，請使用伸展帶或毛巾繞到背後，手執毛巾兩端進行練習。

左腳掌確實踏地，挺起身體正面

4 吐氣，上半身前傾，呼吸3次。換邊重複所有步驟

吐氣時，上半身往前傾，下巴貼近右小腿。視線望向正前方，呼吸3次。換邊重複步驟1至4。

進步的小祕訣

左面體側靠向右腳，並加深前彎。想像以手臂勒緊左腳，交握的雙手朝後方伸展，以伸直上半身。

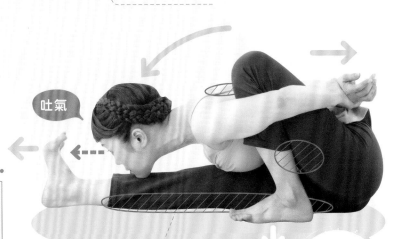

吐氣

雙腳彷彿站立般施力，想像右腳掌踩牆，左腳掌踏地

3次呼吸

鍛鍊體幹的肌力，矯正內臟位置

5 弓式

- 防止內臟下垂，
  活化內臟機能
- 緊實臀部
- 矯正姿勢
- 神清氣爽
- 改善失眠

1 趴地屈膝。
吐氣，單腳輪流上抬，
左右各進行2至3次

趴地，手掌放在胸旁兩側平貼於地。屈膝90度。吐氣時，
從大腿根部開始抬起單腿。左右腿各抬2至3次。

進步的小祕訣

膝蓋必須併攏才能避免腰
痛。修習時，想像大腿向
內旋（轉向內側），並向
上靠近天花板的畫面。

吐氣

90°

大腿內旋向上抬

手掌向後施力，
挺起上半身

持續想像左右大腿
從內側上抬的畫面，
握住腳踝

2 自然呼吸，
握住腳踝。
下巴貼地，
吐一口氣

自然呼吸，一邊想像大腿內側
上抬的畫面，一邊抬起雙膝，
並以雙手握住腳踝。下巴貼
地，吐一口氣。

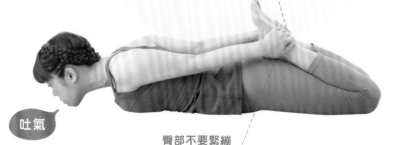

吐氣

臀部不要緊繃

手腳並用使全身後彎，形狀貌似弓弦，因而得其名。能徹底伸展大腿正面，不僅能緊實背部、臀部和大腿內側，也有矯正姿勢等效果。在心理層面上，此體位法能幫助消除焦躁情緒，促使心情舒暢，並改善失眠。

3 吸氣時，上半身及膝蓋向上抬，呼吸2至3次

吸氣時，以手掌抵住腳踝上端的部位，將上半身和腳都抬起來。有意識地保持從大腿根部抬腿的姿勢，視線望向斜上方。維持此姿勢，呼吸2至3次。

進步的小祕訣

保持可呼吸順暢的頭部姿勢，也要有意識地放鬆下巴和喉嚨，後頸部請不要縮起。

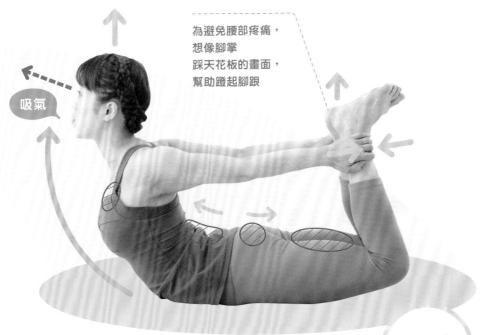

吸氣

為避免腰部疼痛，想像腳掌踩天花板的畫面，幫助蹬起腳跟

2至3次呼吸

鍛鍊腹肌收縮力，改善便祕

6 抱膝屈腿式

主要功效

- 改善便祕
- 緊實腹部和臀部
- 矯正骨盆歪斜
- 神清氣爽

1 仰躺抱膝，呼吸3次

仰躺，吸氣抱膝。吐氣時，將膝蓋拉近
身體。維持姿勢呼吸3次。

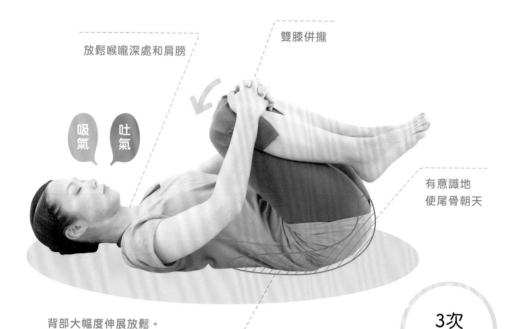

放鬆喉嚨深處和肩膀

雙膝併攏

吸氣　吐氣

有意識地
使尾骨朝天

背部大幅度伸展放鬆。
也可試著前後左右輕輕滾動身體，
給予適度的刺激

3次
呼吸

抱膝的放鬆體位，宛如母親腹內胎兒一般，也被稱為「紓壓姿勢」。這個體位法能確實伸展腰部肌肉，相當適合於腰部後彎動作做完後練習。能有效改善便祕，幫助緊實腹部和臀部。

如果本身腰部不太健康，或腰部會感到不適，進行動作時只要將膝蓋稍微打開，就能減輕腰部的負擔。

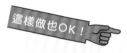

減輕腰部負擔，提高放鬆效果

**雙膝稍微打開，
雙手抱膝**

雙膝稍微打開，雙手分別捧住膝蓋。當腰部的負擔減輕，相對也會提升放鬆效果，還能有效消除腰部不適感。

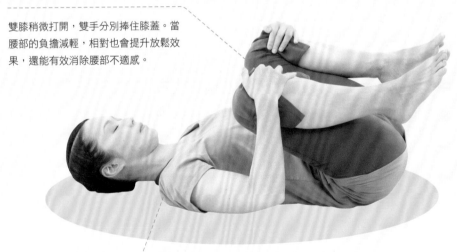

肩膀也要舒適地放鬆

緊實曲線，找回美麗與自信
塑身美體瑜伽

—

本單元的瑜伽能鍛鍊到體幹的深層肌肉，

燃燒體內多餘的脂肪，有效提高身體代謝功能。

人體的基礎代謝，會隨著肌肉衰退和年齡增長變得愈來愈差。

透過「扭轉幻椅式」和「三角扭轉側伸展式」，刺激容易囤積脂肪的腰部，

大幅度地活動身體，達到緊實全身與雕塑美麗曲線的目的。

熟練體位法之後，

以同一側的身體從排序 1 的「扭轉幻椅式」

修習到排序 3 的「高弓箭步式」，效果會更為顯著。

＊僅有「高弓箭步式」是先以右腳修習。

如果想修習同一側的身體，請先改以左腳修習，以連貫「三角扭轉側伸展式」的動作。

修習本單元瑜伽的優點

—

緊實下半身曲線

調整腹肌和
背肌平衡

緊實
容易鬆弛的上臂

提高代謝功能

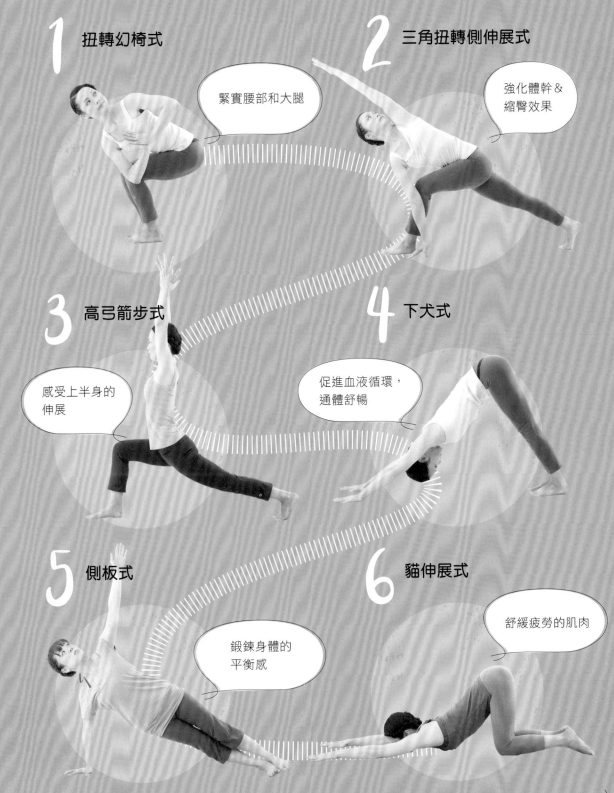

緊實腰部與大腿

1 扭轉幻椅式

主要功效

- 緊實大腿
- 提拉臀部
- 緊實腰部
- 提高內臟機能
- 心情舒暢

吸氣

吐氣

雙臂伸直
以拉伸體側

1 吸氣時，手臂向前伸展。
吐氣時，屈膝並將腰往下沉，
手臂朝天

雙腿併攏站立。吸氣時，手臂朝前方伸展。吐氣時，雙腿屈膝90度，腰往下沉，雙臂朝天伸展。

想像自己要彎腰往下
坐在椅子上

90°

右腋下方向上施力，
維持體側姿勢

左手扶住
左大腿

吐氣

吸氣

2 吐氣時，
上半身轉向左側。
吸氣時，
順勢伸展背肌

自然呼吸的同時，以左手扶住左大腿。吐氣時，上半身轉向左側。右肘置於左膝外側，以右手肘抵住左膝蓋，然後吸氣，伸展背肌。

右膝不要過於前彎，
試著拉伸大腿內側，
並將右肘靠在左膝外側

以雙腳腳掌
均勻地承受體重

想像自己正彎腰往下坐在椅子上，然後扭轉上半身。這個體位法有助於緊實大腿和腹部，雕塑出腰臀的美麗曲線。腹部和雙腳都能得到鍛鍊，可以有效提高內臟機能。練習完畢之後會感到心情舒暢。修習時要有意識地收緊下腹部，可幫助取得身體平衡。

3 吐氣時，合掌並加深轉體程度

吐氣時，合掌於胸前，並加深身體的扭轉程度。視線望向斜上方，呼吸3次。換邊重複步驟1至3。

進步的小祕訣

轉體時只要收緊下腹部，下半身就會穩固不搖晃，如此一來就能有助於加深扭轉程度。

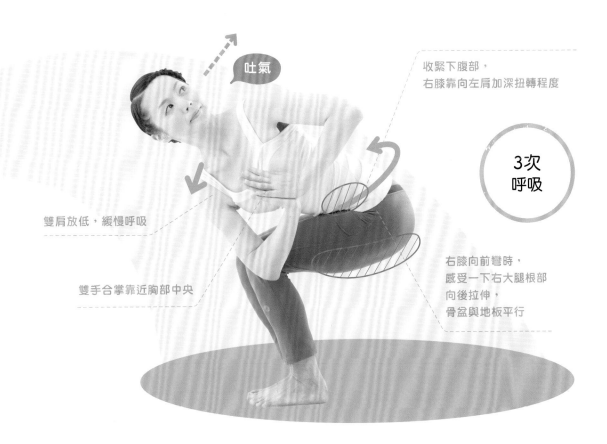

吐氣

收緊下腹部，
右膝靠向左肩加深扭轉程度

3次
呼吸

雙肩放低，緩慢呼吸

雙手合掌靠近胸部中央

右膝向前彎時，
感受一下右大腿根部
向後拉伸，
骨盆與地板平行

伸展全身的每一處，緊實臀部

2 三角扭轉側伸展式

- 緊實臀部
- 緩解全身性疲勞
- 改善便祕
- 緩解內臟不適
- 培養正面情緒

吸氣

吐氣

90°

有意識地
以身體中軸為中心，
進行前後伸展

想像腳掌踩牆壁
的畫面，
腳跟和拇趾根部
往後蹬

1 吸氣時，右腿向後跨，腰往下沉。雙手觸地於左腳兩側，吐氣

立正站好。吸氣時，右腳大步向後跨，腰往下沉，左膝彎曲90度，雙手手指觸地於左腳兩側，吐氣。

2 吸氣，右肘抵住左膝外側，上半身挺起

左手置於左腳大腿根部，體側挺直向後伸展。吸氣時，右肘擺在左膝外側，手肘彷彿和膝蓋互相抵住一般，上半身扭轉時向上抬升。

※ 如果無法穩固下半身，右肘到腳背的部位可以貼著地面，以此姿勢進行動作。

吸氣

下腹部用力收緊，
下半身會更穩固

有意識地
以身體中軸為中心，
左大腿根部向後施力，
以左腳掌承受體重

手肘與膝蓋相互抵住，
上半身扭轉時向上抬升，
使背肌得到伸展

整個腳掌壓地

這套瑜伽動作屬於站姿體位法「三角式」的其中一種變化式，即使是初學者也能輕易練習。練習時，請想像自己以身體製作出一個大直角三角形，盡可能伸展全身的每一處吧！進行動作時，必須運用到身體的柔軟度、平衡感和肌力平衡，全身的每一處都會很有「參與感」。

由於大幅扭轉腹部可以刺激內臟，有助於活化內臟機能、促進消化，並改善便祕。

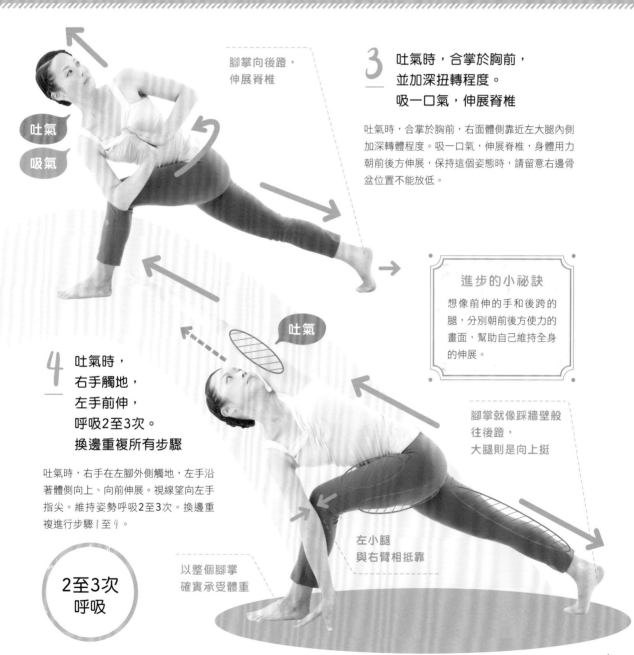

腳掌向後蹬，
伸展脊椎

吐氣

吸氣

3 吐氣時，合掌於胸前，
並加深扭轉程度。
吸一口氣，伸展脊椎

吐氣時，合掌於胸前，右面體側靠近左大腿內側加深轉體程度。吸一口氣，伸展脊椎，身體用力朝前後方伸展，保持這個姿態時，請留意右邊骨盆位置不能放低。

進步的小祕訣

想像前伸的手和後跨的腿，分別朝前後方使力的畫面，幫助自己維持全身的伸展。

吐氣

4 吐氣時，
右手觸地，
左手前伸，
呼吸2至3次。
換邊重複所有步驟

吐氣時，右手在左腳外側觸地，左手沿著體側向上、向前伸展。視線望向左手指尖。維持姿勢呼吸2至3次。換邊重複進行步驟1至4。

腳掌就像踩牆壁般
往後蹬，
大腿則是向上挺

左小腿
與右臂相抵靠

2至3次
呼吸

以整個腳掌
確實承受體重

舒適地伸展腹肌，獲得舒暢感受

3 高弓箭步式

- 緊實大腿
- 矯正骨盆歪斜
- 緩解婦女病不適症狀
- 提高髖關節柔軟度

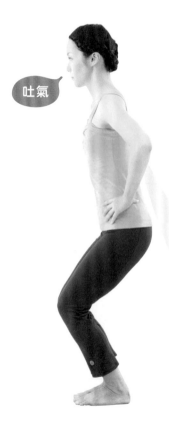

吐氣

1 吐氣時，膝蓋微微彎曲

雙腳併攏站立。吐氣時，雙手扠腰，膝蓋微彎。

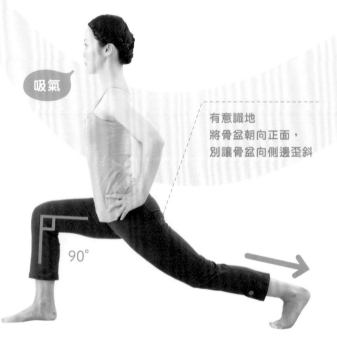

吸氣

有意識地
將骨盆朝向正面，
別讓骨盆向側邊歪斜

90°

2 吸氣，左腳向後跨，腰往下沉

吸氣時，左腳大步向後跨，腰往下沉。右膝彎曲90度，伸展雙邊大腿內側，利用雙腳大腿根部均勻承受體重。

這是一個雙臂向上伸展、上半身挺立的體位法。先做出重量訓練的基本姿勢「跨步（Lunge）」，接著以手掌觸地，前傾上半身做出「低弓箭步式」（下圖步驟3）的姿勢，最後轉移成「高弓箭步式」。

透過穩固下半身來伸展全身，有助於改善骨盆歪斜，強化腰部與雙腳。

※ 想以同一側的身體持續修習時，一樣先從左腳開始進行「三角扭轉側伸展式」，再改以與下圖相反的那一腳來修習本體位法。

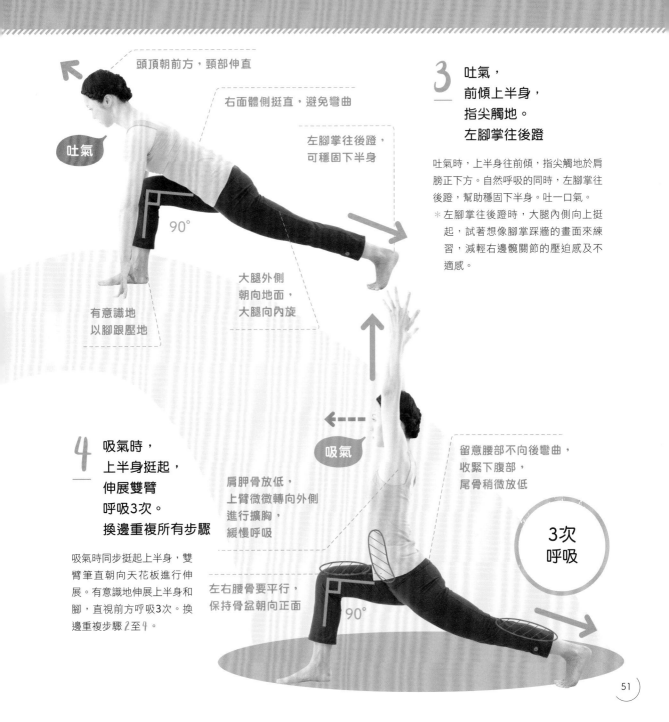

頭頂朝前方，頸部伸直

右面體側挺直，避免彎曲

吐氣

左腳掌往後蹬，可穩固下半身

90°

大腿外側朝向地面，大腿向內旋

有意識地以腳跟壓地

3 吐氣，
前傾上半身，
指尖觸地。
左腳掌往後蹬

吐氣時，上半身往前傾，指尖觸地於肩膀正下方。自然呼吸的同時，左腳掌往後蹬，幫助穩固下半身。吐一口氣。

※ 左腳掌往後蹬時，大腿內側向上挺起，試著想像腳掌踩牆的畫面來練習，減輕右邊髖關節的壓迫感及不適感。

4 吸氣時，
上半身挺起，
伸展雙臂
呼吸3次。
換邊重複所有步驟

吸氣時同步挺起上半身，雙臂筆直朝向天花板進行伸展。有意識地伸展上半身和腳，直視前方呼吸3次。換邊重複步驟2至4。

吸氣

肩胛骨放低，
上臂微微轉向外側
進行擴胸，
緩慢呼吸

左右腰骨要平行，
保持骨盆朝向正面

留意腰部不向後彎曲，
收緊下腹部，
尾骨稍微放低

90°

3次
呼吸

強化體幹，促進全身血液循環

4 下犬式

- 強化體幹
- 矯正姿勢
- 緩解肩膀痠痛
- 促進全身血液循環
- 神清氣爽

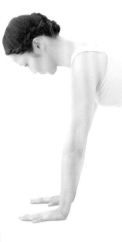

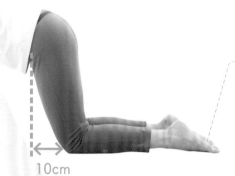

雙腳打開與髖關節同寬

10cm

1 四肢貼地成跪姿

緩慢地呼吸，雙手於肩膀正下方
貼地，雙腳跪在距離髖關節後方
約10cm的地面上。

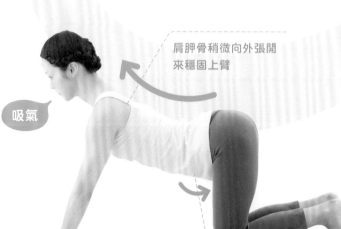

吸氣

肩胛骨稍微向外張開
來穩固上臂

2 吸氣時，
腳尖踮起，
腰向後彎

彷彿是向後彎的貓式（P.22），
吸氣時踮起腳尖，收緊下腹部，
挺胸並將腰向後彎。維持擴胸的
感覺，繼續做步驟 3 。

下腹部收緊，
鼠蹊部向後拉伸，
可減輕腰部負擔

從腳拇趾根部
往後施力

從小狗的伸展姿勢所衍生的體位法，也經常被稱為Down Dog。以手掌和腳掌均勻承受體重，這個體位法可以伸展手臂、肩膀、背、腰等全身部位，能幫助身體深處得到放鬆。

由於能夠放鬆手臂與肩膀周圍的部位，低頭的動作也能得到倒立體位法的效果，有助於促進全身血液循環。

3 吐氣時，雙手雙腳壓地，臀部上抬，呼吸3次

自然呼吸的同時，維持步驟 2 將腰部後彎的姿勢，上半身彷彿平移般讓鼠蹊部朝後方拉伸。以四肢支撐體重，膝蓋稍微騰空。然後吐氣，同時以雙手壓地，鼠蹊部抬至斜上方。視線望向腳尖，呼吸3次。

＊如果會駝背，可讓腳跟騰空或屈膝。

進步的小祕訣

從步驟 2 進行到步驟 3 時，請不要一下子就挺直膝蓋，要先將上半身朝後方平移，腰線（肚臍附近）來到膝蓋正上方時，以雙手與雙腳尖均勻支撐體重，讓膝蓋小心翼翼地離開地面。雙手確實壓地，鼠蹊部抬向斜上方，然後上抬下腹部，享受伸展所獲得的舒適感。

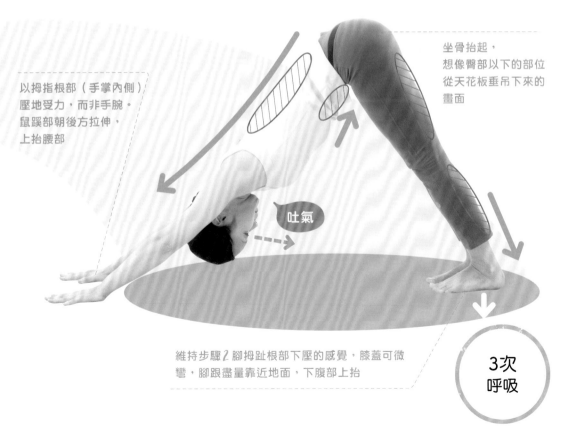

以拇指根部（手掌內側）壓地受力，而非手腕。鼠蹊部朝後方拉伸，上抬腰部

坐骨抬起，想像臀部以下的部位從天花板垂吊下來的畫面

吐氣

維持步驟 2 腳拇趾根部下壓的感覺，膝蓋可微彎，腳跟盡量靠近地面，下腹部上抬

3次呼吸

有意識地從身體中軸進行伸展，藉此培養平衡感，緊實體幹和上臂

5 側板式

\\ 主要功效 //

- 緊實上臂
- 緊實腰部
- 緊實大腿
- 改善虛冷症狀
- 提高集中力

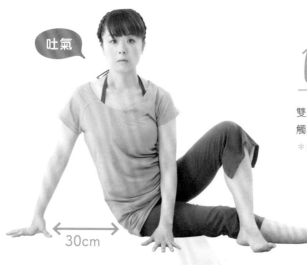

吐氣

1 側坐，左膝跨過右腳屈膝而立，吐一口氣

雙腿伸直側坐，右手放在腰的正側方約**30cm**的位置，左手觸地於右側骨盆前方。左膝跨過右腳屈膝而立，吐一口氣。
* 如果肩膀會痛，請先練習熱身運動中伸展肩胛骨的動作（P.17），幫助放低肩胛骨，減輕肩膀的負擔。

30cm

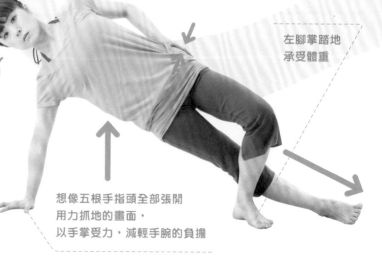

吸氣

左腳掌踏地承受體重

2 吸氣時，以右手和左腳承受體重，將身體挺起

吸氣時，以右手和左腳承受體重，身體向上挺起。左手放在腰上，手與腰相互抵住一般，施力伸展右大腿內側，有助於雕塑腿部內側線條。

想像五根手指頭全部張開用力抓地的畫面，以手掌受力，減輕手腕的負擔

側板式是印度教中獻給偉大的賢者Vasistha的體位法。Vasistha是印度教備受重視的敘事詩〈摩訶婆羅多〉中出現的七位賢者之一。這個體位法使用體幹的肌肉和手臂來保持身體平衡，因此能夠均衡伸展上臂、肩膀周圍、腰、大腿等部位。能夠有效促進全身血液循環，提高代謝，並改善虛冷症狀及排出體內陳舊廢物。

3 吐氣時，左腳打直併攏在右腳上。 吸氣時，伸展左手，呼吸3次

吐氣時，左腳放在右腳上，雙腳併攏，身體呈一直線。吸氣時，左手向上伸展。視線望向天花板，呼吸3次。換邊重複步驟1至3。

※ 如果身體無法取得平衡，請利用牆壁作為輔助。身體與牆壁呈直角，腳掌部位可靠在壁面上。

進步的小祕訣

有意識地從下腹部（丹田）中心部位朝全身進行上下伸展。讓身體中軸保持平衡，減輕手臂的負擔。

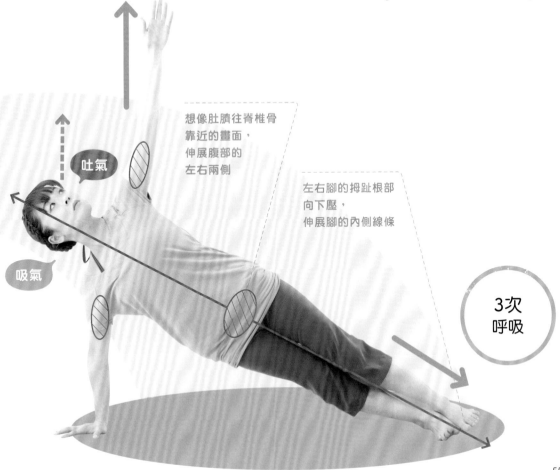

吐氣

吸氣

想像肚臍往脊椎骨靠近的畫面，伸展腹部的左右兩側

左右腳的拇趾根部向下壓，伸展腳的內側線條

3次呼吸

6 貓伸展式

╲主要功效╱

- 活化內臟機能
- 緩解腰痛和肩膀痠痛
- 安定情緒
- 促使心情積極正向

1 四肢貼地做出跪姿，吸一口氣

雙肘於肩膀正下方觸地，雙膝跪在髖關節下方，吸氣。

左右腳尖打開，與髖關節同寬

膝蓋位於髖關節正下方

整個手掌貼地

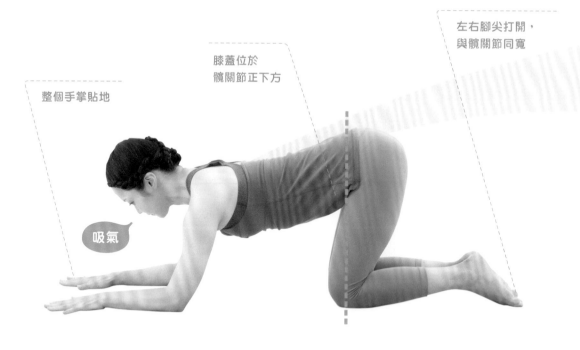

吸氣

這個體位法的特徵在於能舒暢地伸展雙腋，且伸展效果極佳。在瑜伽的組合課程中，練習完對手臂和肩膀負擔較重的姿勢之後，通常會以「貓伸展式」來幫助放鬆和休息。

伸展脊椎不僅會讓血液循環變好，還能改善駝背、肩膀痠痛，並提高腸胃機能。擴胸的動作能有效培養正面情緒，同時消除不安感。

2 吐氣時，手臂朝前方伸展。
呼吸3次

吐氣時，手臂交互推向前方並伸直。背部下放，下巴貼地呼吸3次。

※如果下巴無法貼地，也可改為額頭貼地。

※為避免腰及肩膀痠痛，恢復姿勢時請收緊下腹部，手維持壓地，臀部與腳跟慢慢恢復姿勢。

進步的小祕訣

上半身不要用力，將身體順著地心引力下放即可，感受雙腋和上臂的伸展。放鬆胸腔感受肺部吸入新鮮的氧氣，以鼻子緩慢呼吸。這樣做會加深呼吸程度，提高放鬆效果。

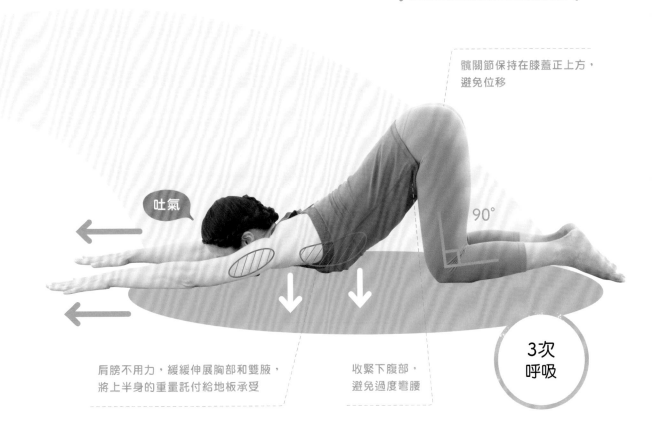

髖關節保持在膝蓋正上方，避免位移

吐氣

90°

肩膀不用力，緩緩伸展胸部和雙腋，將上半身的重量託付給地板承受

收緊下腹部，避免過度彎腰

3次
呼吸

PROGRAM
4

調整全身骨骼的平衡，展現美麗體態！

矯正骨盆的瑜伽

——

想展現優美姿態，就必須讓骨盆保持在正確的位置。

修習瑜伽時，如果覺得左右側姿勢的難易度有所差異，就是身體歪斜的證據。

只要矯正全身骨骼的基盤——骨盆，再以「穿針式」和「牛面式」等體位法，

連帶刺激肩胛骨周圍，就能有效矯正歪斜的骨盆。

「仰臥英雄式」等體位法能活化體內肌肉，

讓容易下垂的內臟回歸原位，減緩對於骨盆的負擔。

修習本單元瑜伽的優點
——

改善
身體左右側
的平衡

矯正骨盆位置

連帶放鬆
肩胛骨周圍

內臟回歸原位

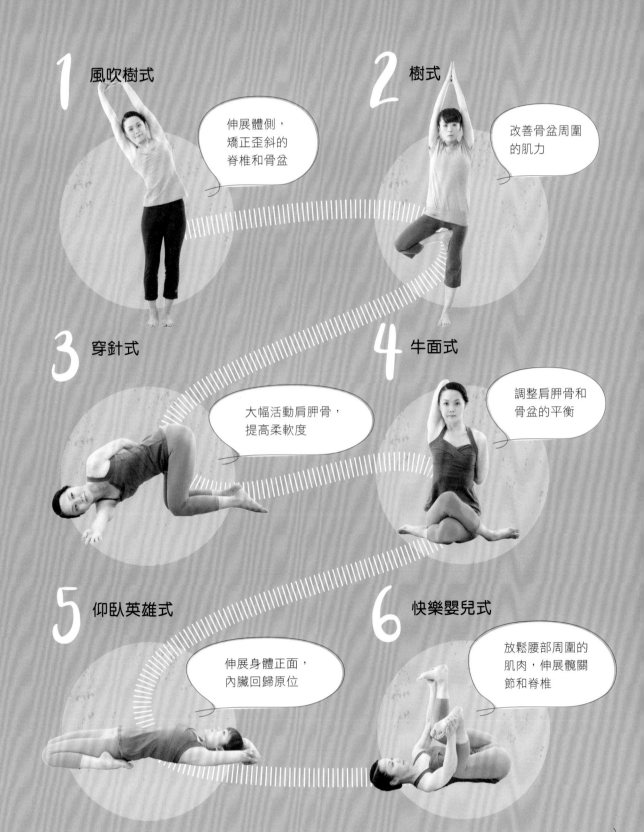

1 風吹樹式

伸展體側，
矯正歪斜的
脊椎和骨盆

2 樹式

改善骨盆周圍
的肌力

3 穿針式

大幅活動肩胛骨，
提高柔軟度

4 牛面式

調整肩胛骨和
骨盆的平衡

5 仰臥英雄式

伸展身體正面，
內臟回歸原位

6 快樂嬰兒式

放鬆腰部周圍的
肌肉，伸展髖關
節和脊椎

伸展體側，矯正身體左右側差異，使骨盆回歸原位

1 風吹樹式

主要功效

- 矯正歪斜的脊椎和骨盆
- 緩解肩膀痠痛
- 緊實上臂
- 調整姿勢
- 神清氣爽

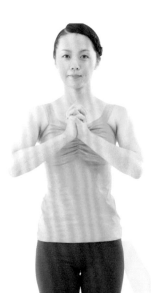

1 立正站好，十指交握於胸前

雙腳微開站立，十指交握於胸前。輕輕地收緊大腿內側，雙腳腳掌均勻承受體重。

在喉嚨不緊繃的情況下，舒適地伸展

肩膀有意識地遠離耳朵

吸氣

2 吸氣時，手掌上翻，雙臂向上伸展

吸氣時，手掌上翻，雙臂向上伸展。手臂上抬時，雙手手腕分別朝向外側伸展，可連帶產生擴胸運動。

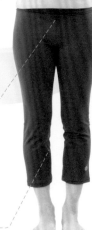

收緊下腹部，腰部挺直不彎曲

可試著將瑜伽磚夾在大腿之間，會較容易掌握雙腳腳掌均勻承受體重的感覺

想像雙腳內側線條上提的感覺

衍生自旭日東升的情境，十指交扣頂在頭上進行伸展，上半身倒向左右側。日常生活中不太有機會伸展到體側，藉由這個體位法從體側開始，伸展全身的每一處，有助於改善脊椎和骨盆歪斜，矯正體態。在練習其他瑜伽動作之前，很適合先做「風吹樹式」當成熱身運動。

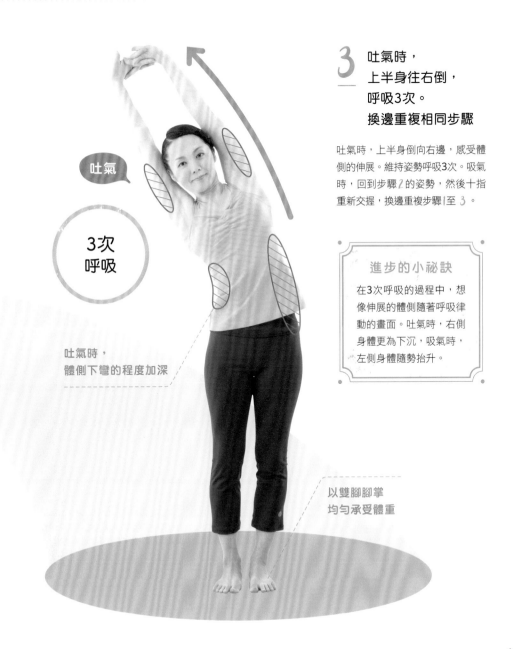

吐氣

3次
呼吸

吐氣時，
體側下彎的程度加深

以雙腳腳掌
均勻承受體重

3 吐氣時，
上半身往右倒，
呼吸3次。
換邊重複相同步驟

吐氣時，上半身倒向右邊，感受體側的伸展。維持姿勢呼吸3次。吸氣時，回到步驟2的姿勢，然後十指重新交握，換邊重複步驟1至3。

進步的小祕訣

在3次呼吸的過程中，想像伸展的體側隨著呼吸律動的畫面。吐氣時，右側身體更為下沉，吸氣時，左側身體隨勢抬升。

2 樹式

⟍主要功效⟋

- 矯正姿勢
- 緩解腳水腫
- 鍛鍊骨盆周圍的肌力
- 提高專注力
- 安定情緒

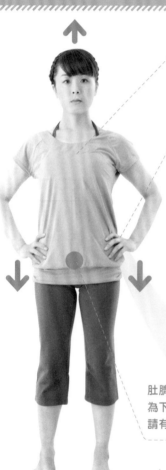

想像胸部如枝葉般蔓延開來的畫面，輕鬆呼吸

雙手壓低骨盆，穩固下半身的重心

將重心的平衡點擺在下腹部（丹田）

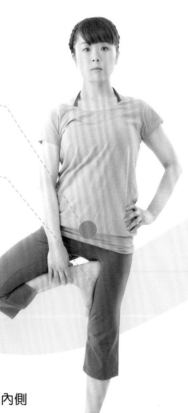

腳掌與大腿內側互相抵住，上下伸展身體

肚臍下方5cm為下腹部（丹田），請有意識地收緊

1 立正站好，雙手扠腰

雙腳打開與髖關節同寬，以下腹部作為中心挺直站立。想像雙腳腳掌像樹根般扎根於地的畫面，雙手扠腰。想像脊椎如樹幹挺立、胸部以上像枝葉蔓延開來的畫面來進行伸展，骨盆放低以穩固下半身。

2 握住右腳踝，腳掌貼於左大腿內側

一邊自然呼吸，一邊以右手握住右腳踝，右腳腳掌貼於左大腿內側，右腳尖朝地。以左腳單腳站立。

＊如果無法保持平衡站好，可改以右腳尖觸地，腳跟貼在左腳踝來站立。

猶如大樹落地生根般保持身體平衡的體位法，透過感受身體的中心，緊實骨盆周圍的肌肉，培養身體的平衡感，達到矯正姿勢的效果。練習到完成姿勢時，雙臂也可像蔓延的枝葉般朝左右張開。請試著以自己感到舒適的姿勢來取得身體的平衡。

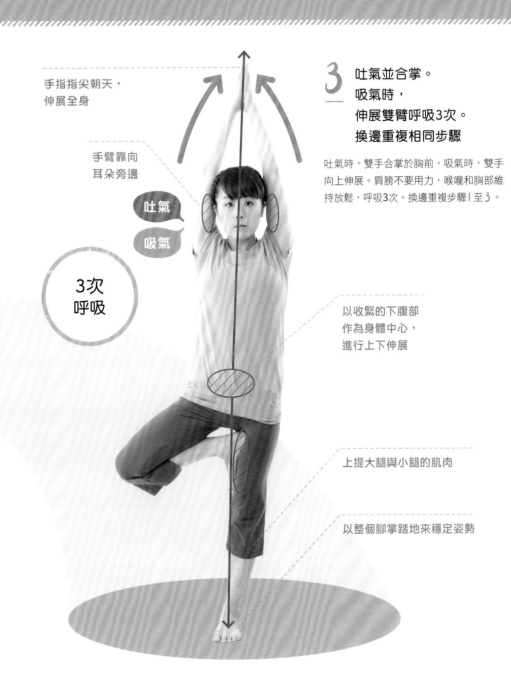

手指指尖朝天，
伸展全身

手臂靠向
耳朵旁邊

吐氣

吸氣

3次
呼吸

3 吐氣並合掌。
吸氣時，
伸展雙臂呼吸3次。
換邊重複相同步驟

吐氣時，雙手合掌於胸前，吸氣時，雙手向上伸展。肩膀不要用力，喉嚨和胸部維持放鬆，呼吸3次。換邊重複步驟1至3。

以收緊的下腹部
作為身體中心，
進行上下伸展

上提大腿與小腿的肌肉

以整個腳掌踏地來穩定姿勢

扭轉脊椎，放鬆肩胛骨周圍部位

3 穿針式

\\主要功效//

- 緩解肩膀痠痛
- 緊實上臂
- 放鬆肩胛骨周圍，提高柔軟度
- 心情舒暢

1 四肢貼地成跪姿，右手向上伸展，吸一口氣

雙手觸地於肩膀正下方，雙膝觸地於髖關節正下方。右手向上伸展，吸氣時同步擴胸。視線望向指尖。

吸氣

腳尖打開與髖關節同寬

90°

舒暢地吸氣，同時進行擴胸動作

2 吐氣時，手臂放下，肩膀貼地。呼吸2次

吐氣時，右臂放下穿過左腋，右肩貼地。左手抓住右手腕進行拉伸。視線望向指尖，有意識地放鬆背後的右肩胛骨，呼吸2次。

吐氣

2次呼吸

90°

骨盆與地面保持平行，穩固下半身

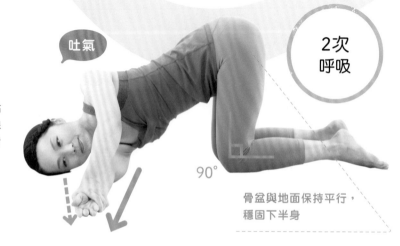

由於手臂通過腋下伸展的形狀貌似穿針線，因而得名。

透過大幅度活動肩胛骨，提高肩胛骨的柔軟度，能夠有效改善血液循環，緩解慢性肩膀痠痛，也有助於緊實上臂，使心情舒暢。

3

吐氣時，左手繞到背後，呼吸2至3次。
換邊重複所有步驟

吐氣時，左手繞過背後碰觸右大腿的內側，擴胸呼吸2至3次。
換邊重複步驟1至3。

※ 如果手無法搆到大腿內側，可以改成碰觸大腿外側或臀部。如果覺得右肩承受的負擔太大時，維持步驟2的狀態就好。

進步的小祕訣

除了以頭與肩膀承受體重，也要藉由雙膝分散重量。如此一來不但可以穩定姿勢，也能專注於感受背後右肩胛骨的放鬆狀態。

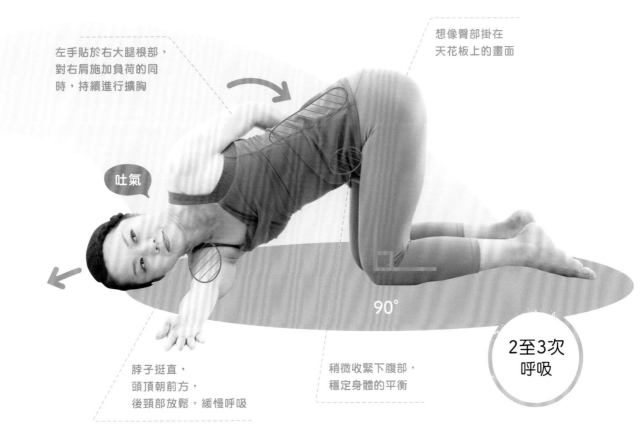

左手貼於右大腿根部，對右肩施加負荷的同時，持續進行擴胸

想像臀部掛在天花板上的畫面

吐氣

脖子挺直，頭頂朝前方，後頸部放鬆，緩慢呼吸

稍微收緊下腹部，穩定身體的平衡

90°

2至3次
呼吸

4 牛面式

主要功效
- 緊實上臂
- 緊實臀部
- 緩解肩膀痠痛
- 舒緩全身疲勞
- 促進全身血液循環

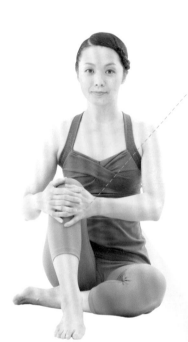

雙手施力，
將右膝拉近身體

想像翹起的
雙腳拇趾根部分別朝
左右踏牆的畫面。
膝蓋以下的部位
轉向外側，
藉此穩定坐骨

以交疊的雙膝為
身體中軸的重心

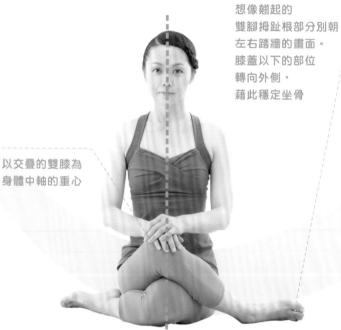

1 坐在地上，右膝立起，左腳屈膝貼地

坐在地上，一邊緩慢呼吸，一邊屈起左膝，左腳的腳跟貼近恥骨。右膝立起，十指交扣於右膝上。

2 雙腳交叉，左右膝交疊併攏

持續自然呼吸的同時，右腳跨在左膝上方，左右膝蓋交疊併攏，雙膝的位置皆在身體中軸線上。

※ 如果右邊坐骨不穩，或是脊椎彎曲，可將瑜伽毯摺好鋪在臀部下方增加穩定度，會較容易掌握到身體的中軸。

俯視這個瑜伽的動作，會發現雙腿看起來就像是一雙牛角，因此被取名為「牛面式」。由於拉伸的效果很好，也很舒暢，是很受歡迎的瑜伽動作。

重複深呼吸並保持姿勢，能有效提高肩胛骨和髖關節的柔軟度，矯正肩膀周圍的歪斜。由於上半身及下半身的肌肉都會得到刺激，有助於促進全身的血液循環，改善代謝功能，排出體內囤積的廢物。

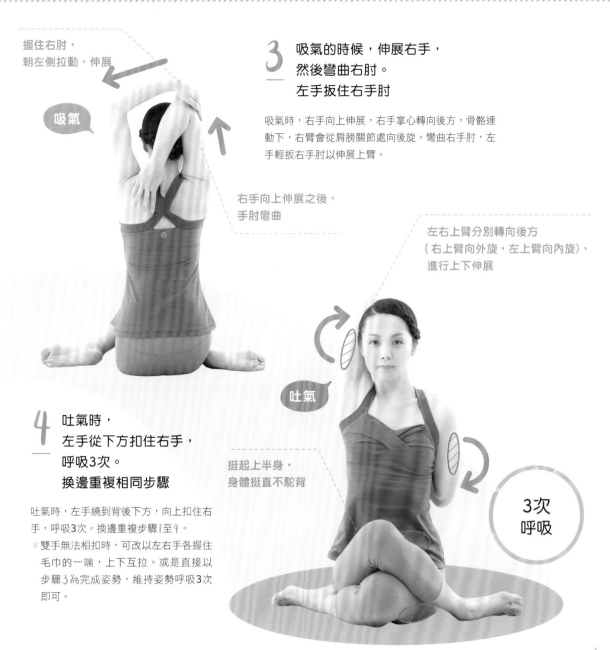

握住右肘，
朝左側拉動、伸展

吸氣

右手向上伸展之後，
手肘彎曲

3　吸氣的時候，伸展右手，
然後彎曲右肘。
左手扳住右手肘

吸氣時，右手向上伸展，右手掌心轉向後方，骨骼連動下，右臂會從肩膀關節處向後旋。彎曲右手肘，左手輕扳右手肘以伸展上臂。

左右上臂分別轉向後方
（右上臂向外旋，左上臂向內旋），
進行上下伸展

吐氣

4　吐氣時，
左手從下方扣住右手，
呼吸3次。
換邊重複相同步驟

吐氣時，左手繞到背後下方，向上扣住右手，呼吸3次。換邊重複步驟1至4。
※雙手無法相扣時，可改以左右手各握住毛巾的一端，上下互拉。或是直接以步驟3為完成姿勢，維持姿勢呼吸3次即可。

挺起上半身，
身體挺直不駝背

3次
呼吸

內臟回歸原位，恢復骨盆的受力平衡

5 仰臥英雄式

- 改善全身疲勞
- 緊實臀部
- 矯正姿勢
- 活化內臟機能
- 預防腰痛

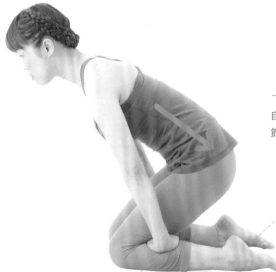

1 雙膝跪地，腳跟打開，腰部放低至兩腳跟之間

自然呼吸，雙膝併攏跪地，腳跟打開，略寬於髖關節。以手掌後推小腿肌肉，腰部放低至兩腳跟之間。

腳跟打開，略寬於髖關節

手掌將小腿肌肉推向腳踝

2 手掌於背後觸地，伸展背肌，吸氣

指尖朝向背部，雙手掌觸地於距離臀部後方約15cm的地面。維持挺直腰部的姿勢，以此伸展背肌，接著吸一口氣。

＊如果膝蓋會騰空，膝蓋可以略朝外側打開。

吸氣

下巴收起，胸部稍微往上挺

下腹部往膝蓋方向收緊，大腿向內旋（大腿內側朝地面扭轉）

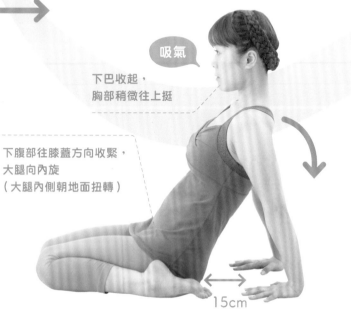

15cm

「英雄式」是瑜伽代表性的坐姿體位法之一。由跪坐的姿勢轉變為雙膝朝外打開的姿勢，在日本被稱為「鴨子坐姿」。而仰臥英雄式就是以鴨子坐姿後躺的姿勢，就髖關節的形狀而論，女性比男性更容易做出這個動作。英雄式不僅可伸展大腿正面，還能藉由擴胸來加深呼吸，達到緩解身心疲勞的效果。由於還能有效提高內臟機能和促進消化，也很適合在吃太飽的時候修習。

3 吐氣時，上半身向後躺，雙手交叉抱肘於頭頂，呼吸3次

保持腰部挺直，視線望向膝蓋並吐氣，同時將上半身緩緩往後倒，仰躺在地。雙手交叉抱肘於頭頂，維持姿勢呼吸3次。

※ 如果無法維持姿勢，可將瑜伽枕墊在背部下方，或是採取單腳修習的方式。

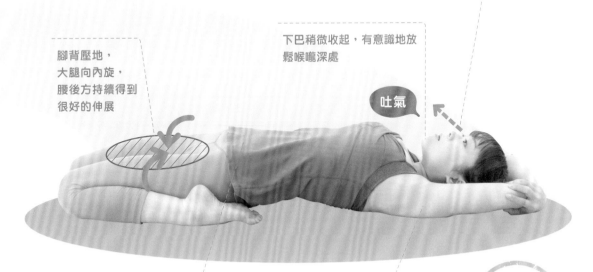

視線有意識地望向膝蓋。
上半身後躺時，
動作請緩慢輕柔

腳背壓地，
大腿向內旋，
腰後方持續得到
很好的伸展

下巴稍微收起，有意識地放
鬆喉嚨深處

吐氣

左右腰骨轉向前方，
下腹部稍微收緊，
尾骨朝向前方伸展

肩膀不要用力，
把身體重量託付給地板

3次
呼吸

69

放鬆腰部周圍，骨盆周圍會感到相當舒適

6 快樂嬰兒式

主要功效

- 緊實整條腿
- 緊實腰部
- 緩解腰痛
- 改善便祕

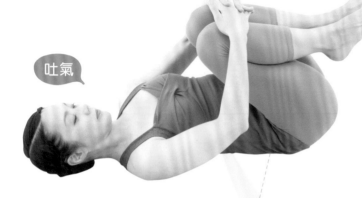

手掌和膝蓋相互抵住

吐氣

骨盆向前傾，骨盆下部貼地。
肚臍後方的背部稍微騰空

1 仰躺，吐氣時，雙手抱膝

仰躺，吐氣時以雙手抱膝。手掌抵住膝蓋，肚臍後方的背部騰空，脊椎維持自然的弧度。

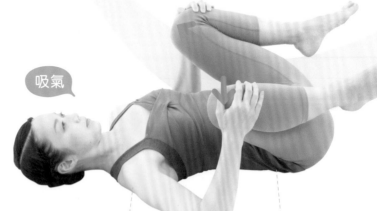

吸氣

2 吸氣時，膝蓋朝外側打開

雙手繼續放在膝蓋上，吸氣時，膝蓋朝外側打開。保持脊椎的弧度以穩固骨盆。

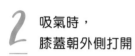

雙肩放鬆

避免骨盆傾斜，
下腹部收緊

想像嬰兒欣喜手舞足蹈的情景，從仰躺轉變為四腳朝天的姿勢。練習完上半身後彎的「後彎體位法」再修習本體位，可以放鬆腰部。

下腹部適度收緊，讓脊椎維持自然的S形弧度吧！這個體位法不僅能獲得高度的放鬆效果，也能很好地伸展髖關節和脊椎。

3 小腿向上伸展，
雙手握住腳掌外側，呼吸3次

小腿向上伸展，雙手握住腳掌外側，維持姿勢呼吸3次。

※如果無法握住腳掌，可在足弓套上毛巾，雙手分別拉住毛巾兩端進行練習。

進步的小祕訣

腳掌和手掌相互抵住般，讓大腿內側盡量靠近左右腋下，以此姿勢進行伸展。

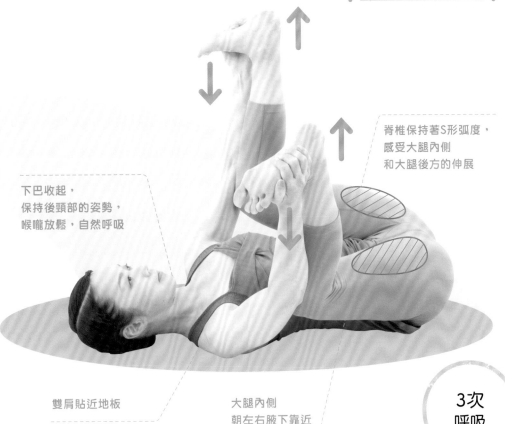

脊椎保持著S形弧度，感受大腿內側和大腿後方的伸展

下巴收起，保持後頸部的姿勢，喉嚨放鬆，自然呼吸

雙肩貼近地板

大腿內側朝左右腋下靠近

3次
呼吸

PROGRAM

20 min.

消解內心疲勞，放鬆心情

紓壓解憂瑜伽

——

這個單元介紹的瑜伽，能夠消除身心的鬱悶及緊張，使人神清氣爽。

修習「戰士二式」與「三角前彎式」可以釋放身心的緊張，

達到身心舒暢的效果。接下來讓頭腦冷靜下來，

修習「花環式」和「魚式」，放鬆胸部和喉嚨，

引導精神進入穩定狀態。

想轉換心情的時候，最後可以再修習一次「戰士二式」幫助提振精神。

修習本單元瑜伽的優點
———

舒緩緊張感，
減輕壓力

進行深度呼吸

頭腦恢復冷靜

心靈獲得穩定
及安適

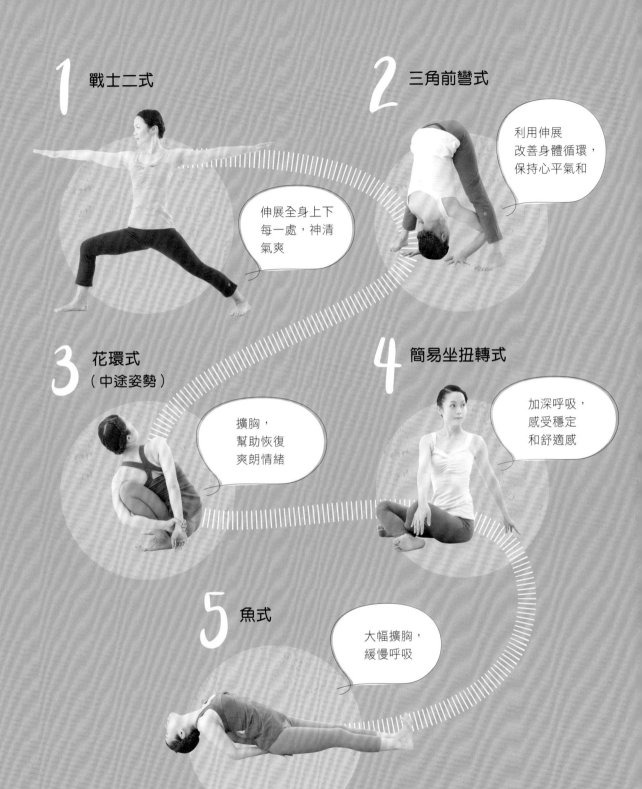

彷彿扎根於地，伸展全身上下每一處

1 戰士二式

吐氣

1 雙腿張開站立，雙手扠腰，吐氣

腳張開至肩膀三倍寬的距離。
雙手扠腰，吐氣。

雙手扶住腰骨，
穩固下半身

有意識地感受頭
頂到尾骨這一條
身體中軸線

吸氣

2 吸氣時，右腳腳尖朝向外側，左腳腳尖朝向內側

吸氣時，右腳腳尖朝向外側，左腳腳
尖60度朝向內側。視線與骨盆、左
腳腳尖的方向一致。

以腳跟和足弓
承受體重

骨盆與左腳尖
的方向一致

60°

印度是瑜伽的發祥地，戰士二式是歌頌印度教神祇Virabhadra的體位法。Virabhadra被尊稱為豪傑，誕生於印度教三大神之一「濕婆神」的頭髮，被奉為戰神。戰士體位法共分為三式，每一式都非常受歡迎，其中戰士二式特別受到青睞。穩固下半身，伸展全身各處，能夠有效改善全身血液循環，並促進排毒，還能發揮紓壓效果。

3 吐氣時，腰緩緩下沉。
雙臂打開，呼吸3次。
換邊重複相同步驟

吐氣時，右膝彎曲，腰往下沉。雙臂打開，保持與肩膀同高。視線望向右手指尖，呼吸3次。換邊重複步驟1至3。

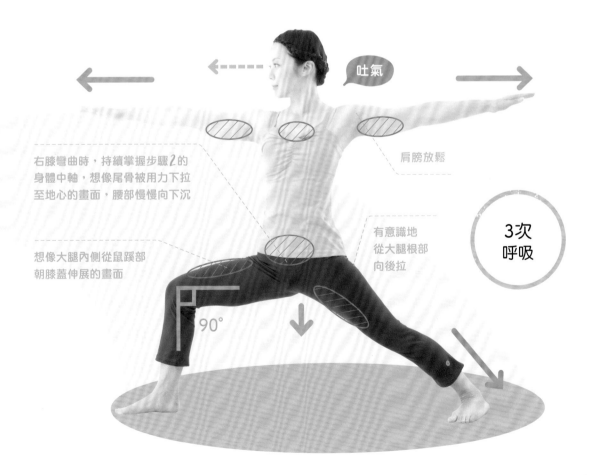

吐氣

右膝彎曲時，持續掌握步驟2的身體中軸，想像尾骨被用力下拉至地心的畫面，腰部慢慢向下沉

肩膀放鬆

想像大腿內側從鼠蹊部朝膝蓋伸展的畫面

有意識地從大腿根部向後拉

90°

3次呼吸

感受上半身與下半身的連結，保持心平氣和

2 三角前彎式

\ 主要功效 /

- 改善腳水腫
- 緩解虛冷症狀
- 緊實臀部
- 安定情緒
- 頭腦恢復平靜

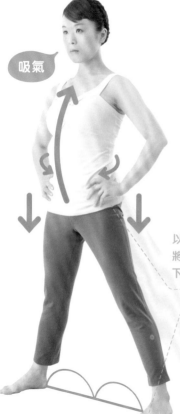

吸氣

1 站立，雙腳打開至腰部約2倍寬，雙手扠腰。吸氣時，挺起上半身

自然呼吸，雙腳打開至腰部約2倍寬的距離，腳尖朝向正前方站立，雙手扠腰。藉由吸氣的動作挺起上半身。

以雙手從左右
將腰骨扶向正面，
下半身彷彿扎根於地

雙腳腳尖
保持平行

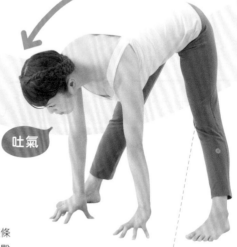

伸長脊椎，
下腹部緊縮

吐氣

2 下腹部維持挺起狀態，吐氣時，前傾上半身，手指觸地

上半身保持挺起，雙腳掌均勻承受體重。膝蓋微彎，伸展整條腿的肌肉。吐氣時，從髖關節開始前傾上半身，此時請避免臀部往後翹。自然呼吸的同時，十指指尖觸地於肩膀正下方。
※ 如果會駝背，可在手下方放一塊瑜伽磚。

膝蓋微彎，
以腿的正面
來保持姿勢

雙腳打開前彎，全身擺出如金字塔般的三角形。頭頂在雙腿之間貼地，這個姿勢相當講求髖關節和膝蓋後方的柔軟度，伸展效果極佳。能有效促進血液及淋巴循環，進而改善腳水腫，還可以改善虛冷症狀，活化內臟，並提高消化作用。以重力自然地牽引脊椎，能幫助改善脊椎歪斜，並矯正姿勢。

3 一邊吐氣，一邊加深前彎。上半身彎入雙腿之間，頭頂貼地，呼吸3次

吐氣時，加深前彎。整個腳掌踏地，坐骨朝天抬高，上半身彎入雙腿之間，頭頂碰地。維持姿勢呼吸3次。

進步的小祕訣

如果大腿內側疼痛，可以微彎膝蓋，不要勉強伸展。以整個腳掌踏地，坐骨向上抬高，藉此增加穩定性，感受一下脊椎伸展開來的感覺。

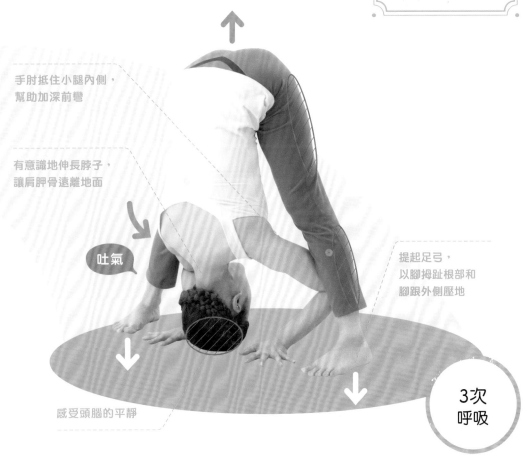

手肘抵住小腿內側，幫助加深前彎

有意識地伸長脖子，讓肩胛骨遠離地面

吐氣

感受頭腦的平靜

提起足弓，以腳拇趾根部和腳跟外側壓地

3次呼吸

擴胸，把內在的煩惱通通排出體外

3 花環式
（中途姿勢）

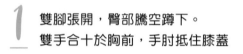

主要功效

● 緩解肩膀痠痛
● 提高肩胛骨柔軟度
● 提高髖關節柔軟度
● 提高專注力

1 雙腳張開，臀部騰空蹲下。
雙手合十於胸前，手肘抵住膝蓋

自然呼吸，雙腳打開與髖關節同寬，腳尖朝外側，臀部騰空蹲下。
雙手合十於胸前，手肘抵住膝蓋。下腹部上提，尾骨放低。
＊如果腳跟會離地，請在腳下鋪上瑜伽毯等物品來增加穩定度。

手肘與膝蓋互相抵住，
雙腿的大腿骨根部朝左右張開，
尾骨向下放低

腳尖朝向外側

吸氣

2 右手於腳尖旁觸地。
吸氣時，
左臂朝右斜前方伸展

右手肘持續抵住右膝蓋，前臂往下挪
動，手掌於腳尖旁邊觸地。吸氣時，
左臂朝右斜前方移動，確實伸展左面
體側。

手肘持續抵住膝蓋，
手掌放在腳尖旁邊

原本花環式的完成姿勢是蹲著，手臂從小腿外側環抱著腿，雙手交扣於背部，而本書介紹的花環式同樣能夠幫助呼吸順暢。想像自己把封閉的胸膛敞開，內心原本令人鬱悶的煩惱，彷彿已隨著呼吸一起排出體外了！

3 吐氣時，左手拉扯右手腕，呼吸3次。
換邊重複相同步驟

吐氣時，左臂從左膝外側繞到背後。右手也繞到背後，左手抓住右手腕往下拉。視線望向右斜上方，呼吸3次。換邊重複步驟2至3。

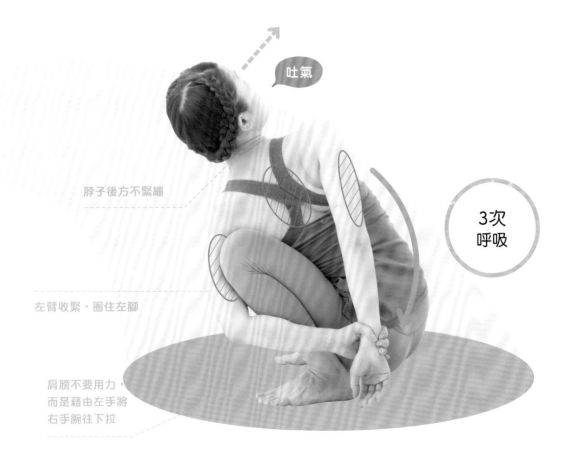

吐氣

3次
呼吸

脖子後方不緊繃

左臂收緊，圈住左腳

肩膀不要用力，
而是藉由左手將
右手腕往下拉

進步的小祕訣

放低肩胛骨，舒暢地擴胸吧！想像清新的空氣進入肺中，擴展胸腔順暢呼吸。

緩緩地扭轉身體，感受穩定及安適感

4 簡易坐扭轉式

- 矯正姿勢
- 提高髖關節柔軟度
- 緊實腰部
- 安定情緒

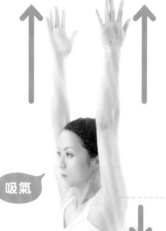

1 雙腿交叉坐地。
吸氣時，雙手掌心朝內，手臂向上伸展

小腿交叉，腳跟放在膝蓋正下方坐地。吸氣時，雙手掌心朝內，手臂向上伸展。

＊如果骨盆搖晃不穩，請將瑜伽毯鋪在臀部下方。

吸氣

肩膀放低，
與頸部周圍保持距離

腹部向上提起，同時伸展體側，
背肌也會得到伸展

左右兩側的坐骨
均勻承受體重

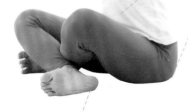

腳跟順著遠離髖
關節的方向施力

體側盡量保持筆直狀態

想像脊椎從下方扭轉成螺旋狀，
但請不要過於用力

吐氣

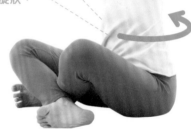

2 吐氣時，
上半身緩緩轉向左邊

吐氣時，上半身向左邊扭轉。想像伸直的脊椎
從下方扭成螺旋狀，保持腹部兩側的姿勢。

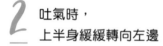

這個體位法是是扭轉式的基本姿勢，採取雙腿交叉而坐的「簡易坐」（P.13），最後扭轉上半身。簡易坐比其他體位法更著重於對呼吸的注意力，請有意識地進行緩慢的呼吸。就像把水倒入花瓶中，把吸入的空氣送往骨盆，再從頭頂柔和地吐出去。扭轉身體時，腹部請微微挺起，並保持著體側的筆直狀態，以確實達到緊實腰部的效果。

3 右手放在左膝外側，左手放在身體後方，呼吸3次。換邊重複相同步驟

右手放在左膝外側，左手觸地於後方地面，加深扭轉程度，維持姿勢呼吸3次。吸氣時伸展脊椎，吐氣時加深扭轉。換邊重複步驟1至3。

進步的小祕訣

呼吸時，為了更容易把注意力放在呼吸上，除了閉上眼睛，也可以試著想像自己把吸入的氣送往骨盆，再從頭頂柔和吐出去的畫面。

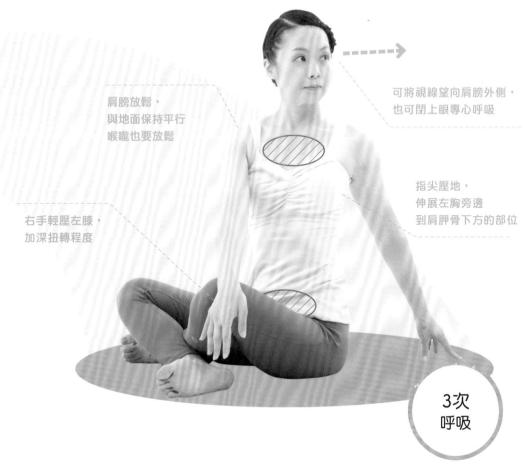

可將視線望向肩膀外側，也可閉上眼專心呼吸

肩膀放鬆，與地面保持平行喉嚨也要放鬆

指尖壓地，伸展左胸旁邊到肩胛骨下方的部位

右手輕壓左膝，加深扭轉程度

3次呼吸

從胸部到喉嚨都得到伸展，呼吸變得更順暢

5 魚式

- 豐胸
- 緩解呼吸系統的不適症狀
- 心情舒暢
- 改善失眠

1 雙腳併攏仰躺，手掌貼地，手肘互相靠近

重複著自然呼吸，雙腳併攏伸直，仰躺在地。肩胛骨放低，雙手掌心貼地於臀部下方，手掌緊靠。雙腋收緊，就像將手臂藏在背後一般，手肘互相靠近，稍微挺起胸膛。

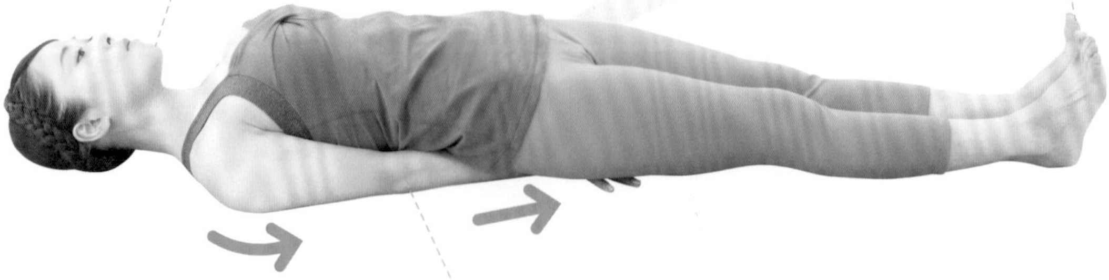

下巴抬起，
胸部微微上挺

雙腿伸直，腳跟稍微分開。
雙腳拇趾根部外側互相抵住，
大腿內側稍微向內旋
（想像大腿稍微轉向內側的畫面）

肩胛骨盡量放低，掌心移至臀部下方

魚式這個體位法是為了歌頌印度教神祇毗濕奴的化身——Matsya（魚）。伸長脖子緩慢呼吸，感受頭腦的寧靜，體會胸膛敞開和喉嚨的放鬆，引導精神上得到安穩。大幅擴胸、身體後彎的姿勢，有助於豐胸並活化呼吸系統，還能促進肩胛骨周圍的血液循環，幫助僵硬的肌肉趨於柔軟，達到改善肩膀痠痛、矯正駝背及端正姿勢的效果。

2 吐氣時，前臂壓地，身體挺背向上。頭頂緩緩貼地，呼吸2至3次

吸氣時擴胸，肩胛骨放低張開，手肘以下的部位用力壓地，並挺起背部，伸展脖子前側，頭部從後腦勺緩慢移動，最後以頭頂壓地，呼吸2至3次。恢復姿勢時，切勿操之過急，要謹慎且緩慢地挪動頭部，下巴收起，讓後腦勺輕柔地回到地面上。

＊緩慢恢復姿勢之後，伸展雙手與雙腳，放鬆全身力氣，以「大休息式」（P.19）讓身體稍微休息一下，可以更深刻地感受到舒暢感。

進步的小祕訣

大腿內側向內旋，同時翹起大拇趾根部以穩固姿勢，如此一來，就可以幫助身體正面得到更好的伸展。

上抬身體時，請試著想像兩腋收緊，挺胸朝天的畫面

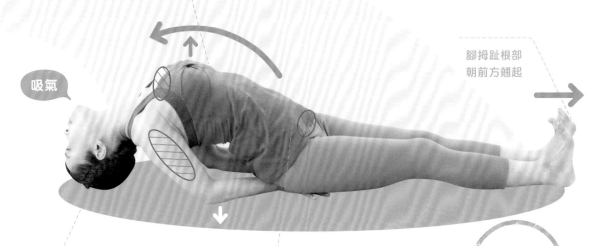

吸氣

腳拇趾根部朝前方翹起

以頭頂或頭部後方壓地

下腹部微微收緊，利用腹肌和背肌支撐體重

2至3次呼吸

PROGRAM
6

15
min.

溫和放鬆身體，引導深層睡眠

舒眠瑜伽

這個單元的瑜伽課程是由緩慢的動作搭配加深呼吸的體位法所組成，

最適合睡前修習。從改善血液循環的「坐角式」修習到伸展全身的「橋式」，

放鬆全身的每一處，

接著以「犁鋤式」消除一天的疲憊並放鬆身體的緊繃感。

一邊感受體位法帶來的餘韻，一邊以「鱷魚扭轉式」從身體核心開始放鬆，

在心平氣和的情況下自然而然引導深層睡眠。

修習本單元瑜伽的優點

深度放鬆，
獲得一夜好眠

改善血液循環

放鬆緊繃的身體

消除水腫
& 促進排毒

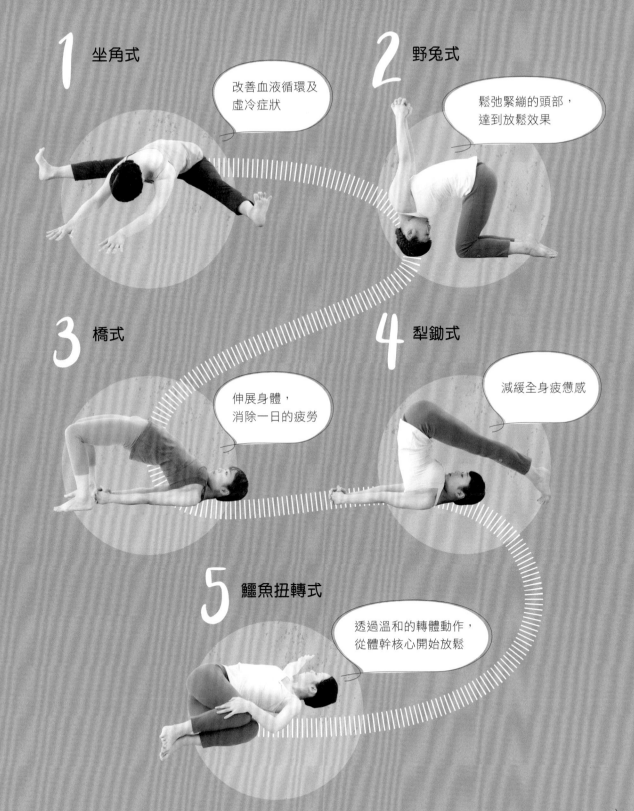

1 坐角式

改善血液循環及虛冷症狀

2 野兔式

鬆弛緊繃的頭部，達到放鬆效果

3 橋式

伸展身體，消除一日的疲勞

4 犁鋤式

減緩全身疲憊感

5 鱷魚扭轉式

透過溫和的轉體動作，從體幹核心開始放鬆

前彎身體並放鬆肌肉，改善血液循環

1 坐角式

\主要功效/

- 舒緩婦女病的不適症狀
- 緊實大腿
- 改善虛冷症狀
- 緩解腳水腫

1 雙腳打開坐地，骨盆挺立。雙手放在腰後方，一邊吸氣，一邊挺起上半身

不勉強的狀況下雙腳盡量打開，左右邊的坐骨要觸地，並立起骨盆。雙手放在腰後方，吸氣時，挺起上半身。

＊如果感受不到坐骨貼地，臀部下方可鋪一條摺疊好的瑜伽毯，膝蓋可以微彎。

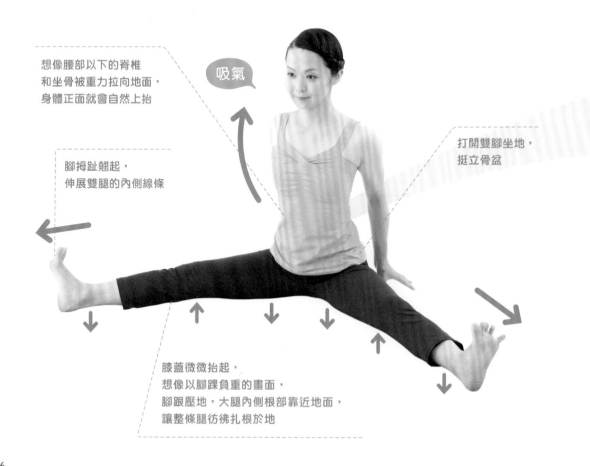

想像腰部以下的脊椎和坐骨被重力拉向地面，身體正面就會自然上抬

吸氣

打開雙腳坐地，挺立骨盆

腳拇趾翹起，伸展雙腿的內側線條

膝蓋微微抬起，想像以腳踝負重的畫面，腳跟壓地，大腿內側根部靠近地面，讓整條腿彷彿扎根於地

在能夠進行順暢呼吸的狀況下，雙腳盡量朝左右打開，屬於前彎體位法。能有效改善骨盆周圍的血液循環，並調整子宮和卵巢機能。此外還有助於緊實大腿、改善腳水腫。由於能夠促進血液循環，因此對應虛寒症所引起的睡眠障礙也有一定的緩解作用。

2 吐氣時，上半身傾向前方，伸展雙臂。
呼吸3至5次

上半身維持挺立，吐氣時，從髖關節開始前傾上半身，伸展手臂。維持姿勢呼吸3至5次。可試著加深前彎程度，藉此放鬆緊繃的腿部肌肉，並專注於呼吸。

＊ 如果臉部無法貼近地面放鬆，可在額頭貼地處擺放軟墊，靠在上面休息。

進步的小祕訣

感覺脊椎下方被重力用力往下拉，挺直上半身，從髖關節以上向前傾。想像胸部和背部在不緊繃的狀態下，柔軟地緩緩伸展開來。

腳尖朝天，
腳跟頂在地上向前施力，
感受腿部後側的伸展

吐氣

3至5次
呼吸

大腿後側的上方壓地，
下腹部維持上提

刺激頭頂部位，放鬆頭部的緊繃感

2 野兔式

\\主要功效//

- 緊實背部
- 舒緩眼睛疲勞
- 改善肩膀痠痛
- 安定情緒

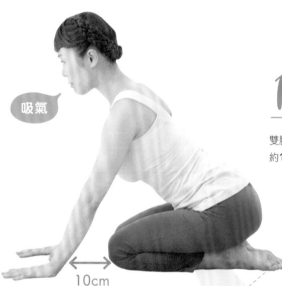

吸氣

1 雙腿打開，跪坐。 手掌觸地，吸一口氣

雙腳打開與髖關節同寬，跪坐。雙掌於膝蓋前方約10cm處貼地，吸一口氣。

10cm

跪坐時，
左右腳尖併攏

2 吐氣時， 上半身向前傾，頭頂貼地。 緩緩抬起臀部， 屈膝90度

吐氣時，上半身向前傾，頭頂貼地。臀部緩緩抬起，膝蓋彎曲90度。手肘不要打開，稍微收緊雙腋，專注於以頭頂取得平衡。

＊本階段如果身體已不容易保持平衡，或是脖子已感到不適，請將步驟2當成完成姿勢，維持本姿勢呼吸3次即可。

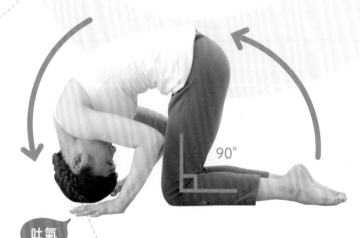

90°

吐氣

找出不會疼痛
而且會感受到舒適的點

以伸直的手臂來表現兔耳，在低頭倒立身體的「倒轉體位法」中，「野兔式」是安全性較高又能輕易刺激到頭部的體位法。刺激頭頂的穴道，有助於獲得穩定的情緒，並消除眼睛疲勞。由於會刺激副交感神經而放鬆身心，非常適合睡前修習。在不會帶給脖子過度負擔的前提下，請專心修習吧！高血壓患者要更加謹慎進行，千萬不可過於勉強。

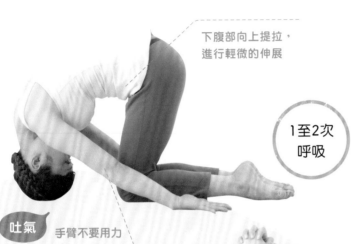

下腹部向上提拉，
進行輕微的伸展

1至2次
呼吸

吐氣　手臂不要用力

3 待姿勢穩定後，一邊吐氣，一邊雙手朝體側伸展

自然呼吸的同時，以頭頂和膝蓋下方支撐體重，待姿勢穩固，吐氣，雙手朝體側伸展。手掌朝上，呼吸1至2次。

※ 也可將步驟3當成完成姿勢。

肩胛骨感覺好像被拉離肋骨，
並靠近地面

脊椎好像從背面拉出了
一條延長線到前面來貼地

4 雙手交扣於背後。吸氣時，雙臂向上抬起，呼吸2至3次

十指交扣於背後，吸氣時，雙臂向上抬起，維持姿勢呼吸2至3次。

※ 如果覺得這個動作太過刺激，可以回到步驟3的姿勢。

※ 呼吸3次後鬆開雙手，手部的位置回到步驟3，再回到步驟2，接著讓臀部降至腳跟的位置，以舒服的狀態趴地。趴地時，建議雙手握拳上下交疊在額頭下方。

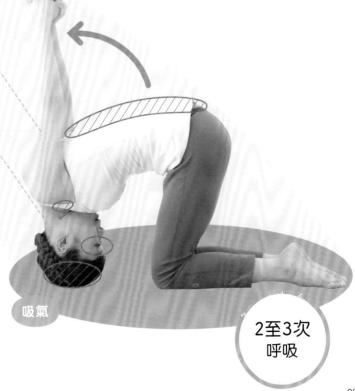

吸氣

2至3次
呼吸

舒適地伸展全身，消除一整天的疲勞

3 橋式

- 矯正姿勢
- 豐胸
- 緩解肩膀痠痛
- 舒緩疲勞
- 培養正面情緒

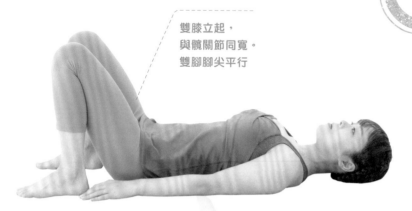

雙膝立起，
與髖關節同寬。
雙腳腳尖平行

1 仰躺，雙腳打開，立起雙膝。手臂平放於身邊兩側

進行自然呼吸並仰躺在地，雙腳打開
與髖關節同寬，立起雙膝，手臂平放
於身體兩側。

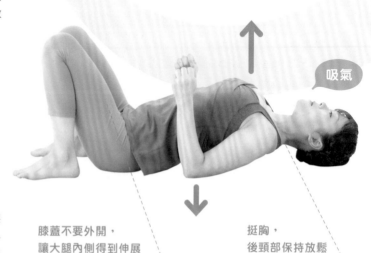

吸氣

2 吸氣時挺胸。維持步驟 1 雙膝的間距

吸氣時，以手肘立地向上挺胸。雙膝
不要外開，間距保持在一個拳頭大小
的範圍，大腿內側能夠因此得到伸
展。

膝蓋不要外開，
讓大腿內側得到伸展

挺胸，
後頸部保持放鬆

背部彷彿半圓形拱橋向後彎的姿勢。由於難度低又能簡單掌握到擴胸的感覺，是很受歡迎的體位法。以手臂和腳掌壓地挺起腰，在脊椎後方營造寬裕的空間，可以改善駝背，幫助矯正脊椎歪斜和調整姿勢。全身上下均能獲得伸展，能有效消除疲勞，還能豐胸及美化體態，很適合女性練習。

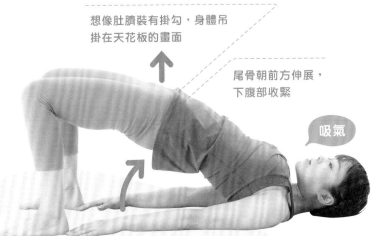

想像肚臍裝有掛勾，身體吊掛在天花板的畫面

尾骨朝前方伸展，下腹部收緊

吸氣

整個腳掌壓地，足弓上抬

3 伸展手臂，一邊吸氣，一邊挺腰

一邊自然呼吸，一邊維持步驟2的挺腰姿勢，雙臂伸展開來，手掌貼地。吸氣時，腰部向上挺起，藉由肩膀以下整條手臂，以及雙腳腳掌來支撐體重。

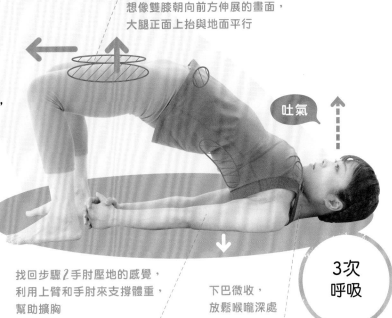

想像雙膝朝向前方伸展的畫面，大腿正面上抬與地面平行

吐氣

4 吐氣時，雙手交扣於背部下方，同時拉伸雙臂，抬起大腿，呼吸3次

吐氣時，雙手交扣於背部下方，充分伸展雙臂並擴胸。胸部、腰部皆挺起，大腿正面上抬至與地面平行。視線望向天花板，維持姿勢呼吸3次。

※雙手如果無法交扣，可將步驟3當作完成姿勢，維持姿勢呼吸3次。

找回步驟2手肘壓地的感覺，利用上臂和手肘來支撐體重，幫助擴胸

下巴微收，放鬆喉嚨深處

3次呼吸

練好這一招，全身疲勞感歸零！

4 犁鋤式

\ 主要功效 /

● 緩解肩膀痠痛
● 提高內臟機能
● 舒緩全身疲勞
● 提高專注力

雙腳腳尖併攏

90°

吸氣

1 仰躺，吸氣，雙腿垂直伸展

仰躺。吸氣時，雙腳垂直伸向天花板。不要施加任何力道或利用反作用力，以手肘和手掌壓地，使用腹肌抬起臀部。

※可試著從「橋式」連續修習這個體位法，或是修習「伸展肩胛骨」的動作（P.17），藉由該姿勢來放低肩胛骨位置，這樣會更容易掌握到手肘壓地與臀部抬起的感覺。

有意識地
伸展膝蓋後側

腳尖輕輕觸地，
也可稍微騰空

2 吐氣時，上抬腰部，腳尖於頭頂後方觸地

吐氣時，雙手捧腰上舉，腳尖緩緩於頭後方觸地。手掌與背部互抵，以上臂和肩膀承受體重。視線望向肚臍，修習時脖子一定要擺正，切勿側偏。

※如果頸部感到疼痛，可在肩膀下面鋪一條摺疊的瑜伽毯。如果還是感到疼痛，請中止練習，切勿勉強進行。

吐氣

手肘向著前方施力壓地，
髖關節向上抬起

由農具「鋤」所衍生的體位法，能夠促進全身血液循環，幫助身體恢復年輕。有意識地活動肩胛骨，可消除肩頸緊繃，尤其可緩解嚴重的肩膀痠痛。這個體位法是以副交感神經為優先，可以舒緩全身的疲勞感，在夜晚就寢前修習，有助於獲得一夜好眠。僅僅是倚靠牆壁修習步驟１的姿勢，對於消除疲勞就有極大的效果。

3 雙手交扣伸展，呼吸3次

一邊自然呼吸，一邊使用上臂和肩膀支撐體重來取得平衡。十指交扣，整條手臂壓地並進行擴胸。放鬆喉嚨，維持姿勢呼吸3次。

＊如果手部姿勢改變後腳尖無法觸地，請以步驟２為完成姿勢，維持姿勢呼吸3次。

＊待熟練後，可於這個體位法修習完畢後修習魚式（P.82），接著進行鱷魚扭轉式（P.94），放鬆喉嚨和胸部的緊繃感，帶來愉悅的心情，藉此獲得更好的睡眠品質。

有意識地向上抬起髖關節

3次
呼吸

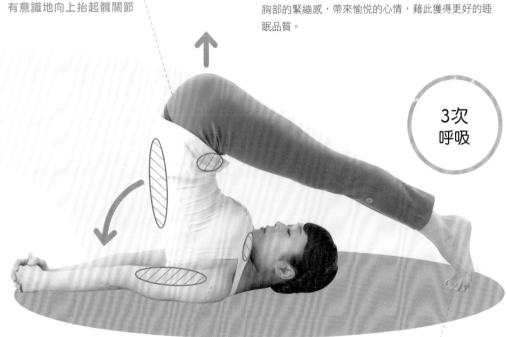

整條手臂壓地，以上半身為支點，肩膀承受體重，擴胸

腳尖不必勉強觸地，修習時要避免帶給頸部負擔，請在能夠輕鬆呼吸的情況下進行

5 鱷魚扭轉式

主要功效

- 緩解腰痛
- 改善便祕
- 安定情緒
- 改善失眠

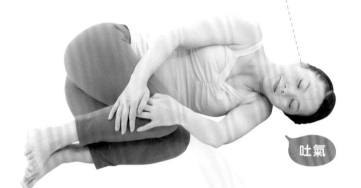

全身放鬆不要用力，
閉上眼睛

1 身體躺向左側，吐氣時，雙手抱膝

身體蜷曲躺向左側，雙腳併攏後彎曲。吐氣時，雙手抱膝。全身放鬆不要用力，閉上眼睛。

吐氣

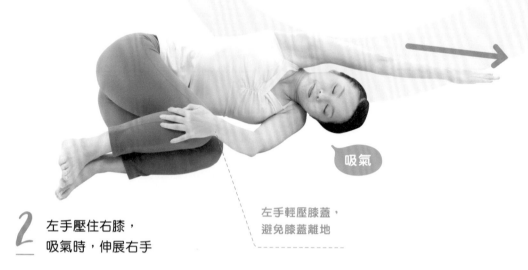

吸氣

左手輕壓膝蓋，
避免膝蓋離地

2 左手壓住右膝，吸氣時，伸展右手

左手壓住右膝，吸氣時，右手朝頭頂上方伸展。

雙腳側放、身體扭動，很像鱷魚左右甩尾的動作，能給予脊椎適度的刺激，並緩解身心緊張，達到放鬆效果。藉由溫和地轉體，身體會從體幹核心開始放鬆，帶來一夜好眠。

步驟3雙腿靠向胸部，有助於舒緩脊椎的緊繃，且能放鬆胸口。

3

吐氣時，右手往背後挪動，
並扭轉上半身，呼吸3至5次。
換邊重複所有步驟

吐氣時，伸直的右手向背後挪動，並順勢扭轉上半身。右手掌朝上，臉面向伸展手的方向。維持姿勢呼吸3至5次。換邊重複步驟1至3。

進步的小祕訣

扭轉身體時，一邊想像肩膀到腰的那段脊椎從下方順勢描繪出螺旋狀的畫面，一邊緩緩扭轉上半身，確切感受和緩轉體的舒適感。

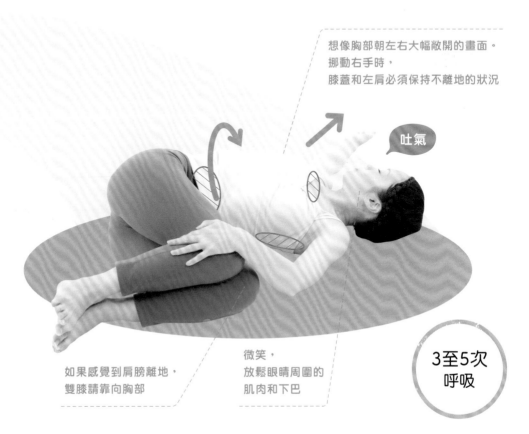

想像胸部朝左右大幅敞開的畫面。
挪動右手時，
膝蓋和左肩必須保持不離地的狀況

吐氣

如果感覺到肩膀離地，
雙膝請靠向胸部

微笑，
放鬆眼睛周圍
的肌肉和下巴

3至5次
呼吸

SMART LIVING養身健康觀 113

1天20分鐘・在家學瑜伽
全圖解×32種實用瑜伽姿勢

監　　修／Watamoto YOGA Studio RIE
譯　　者／亞緋琉
發 行 人／詹慶和
總 編 輯／蔡麗玲
執行編輯／李宛真
編　　輯／蔡毓玲・劉蕙寧・黃璟安・陳姿伶
執行美術／韓欣恬
美術編輯／陳麗娜・周盈汝
出 版 者／養沛文化館
發 行 者／雅書堂文化事業有限公司
郵政劃撥帳號／18225950
戶　　名／雅書堂文化事業有限公司
地　　址／新北市板橋區板新路206號3樓
電子信箱／elegant.books@msa.hinet.net
電　　話／（02）8952-4078
傳　　真／（02）8952-4084

國家圖書館出版品預行編目資料

1天20分鐘・在家學瑜伽：全圖解×32種實用瑜伽姿勢 / Watamoto YOGA Studio RIE監修；亞緋琉譯. -- 初版. -- 新北市：養沛文化館出版：雅書堂文化發行, 2018.05
　面；　公分. --（SMART LIVING養身健康觀；113）
譯自：1日20分でからだが わる！はじめてのおうちヨガ
ISBN 978-986-5665-58-6(平裝)

1. 瑜伽

411.15　　　　　　　　　　　107005901

2018年05月初版一刷　定價 380元

HAJIMETE NO OUCHI YOGA: 1-NICHI 20-PUN DE KARADA GA KAWARU!
supervised by Watamoto Yoga Studio RIE
Copyright © 2016 Watamoto Yoga Studio, 3season Co., Ltd.
All rights reserved.
Original Japanese edition published by Mynavi Publishing Corporation

This Traditional Chinese edition is published by arrangement with Mynavi Publishing Corporation, Tokyo in care of Tuttle-Mori Agency, Inc., Tokyo through Keio Cultural Enterprise Co., Ltd., New Taipei City.

經銷／易可數位行銷股份有限公司
地址／新北市新店區寶橋路235巷6弄3號5樓
電話／(02)8911-0825　　傳真／(02)8911-0801

【 STAFF 】

設計／野村友美（mom design）
攝影／平安名栄一
髮妝／氏家恵子
模特兒／カヨ、sayaka（Watamoto YOGA Studio）
編輯／THREE SEASON CO.,LTD
　　　（花澤靖子・佐藤綾香）
企劃／庄司美穂

【 服裝協助 】

easyoga（イージーヨガ　ジャパン）
　http://easyogashop.jp
チャコット
　http://www.chacott-jp.com

【 攝影協助 】

Yoga works（ヨガワークス）
　https://www.yogaworks.co.jp